PAUL KLIKS

NACKT GUT AUSSEHEN

Bibliografische Information der Deutschen Nationalbibliothek:
Die Deutsche Nationalbibliothek verzeichnet diese Publikation in der Deutschen Natio-nalbibliografie. Detaillierte bibliografische Daten sind im Internet über http://dnb.d-nb.de abrufbar.

Für Fragen und Anregungen:
info@rivaverlag.de

Wichtiger Hinweis:
Sämtliche Inhalte dieses Buchs wurden – auf Basis von Quellen, die der Autor und der Verlag für vertrauenswürdig erachten – nach bestem Wissen und Gewissen recherchiert und sorgfältig geprüft. Trotzdem stellt dieses Buch keinen Ersatz für eine individuelle Ernährungsberatung und medizinische Beratung dar. Wenn Sie medizinischen Rat einholen wollen, konsultieren Sie bitte einen qualifizierten Arzt. Der Verlag und der Autor haften für keine nachteiligen Auswirkungen, die in einem direkten oder indirekten Zusammenhang mit den Informationen stehen, die in diesem Buch enthalten sind.

Originalausgabe
1. Auflage 2017
© 2017 by riva Verlag, ein Imprint der Münchner Verlagsgruppe GmbH
Nymphenburger Straße 86
D-80636 München
Tel.: 089 651285-0
Fax: 089 652096

Aktualisierte und komplett überarbeitete Neuausgabe der im KOHA-Verlag erschienenen Ausga-be Nackt gut aussehen. Endlich erfolgreich mit der Low Carb Challenge.

Lektorat: Silke Panten, Anna Tiefenbacher
Umschlaggestaltung: Marc-Torben Fischer
Umschlagabbildung vorn: FXQuadro/Shutterstock.com
Umschlagabbildungen hinten: AS Food studio/Shutterstock (li.), Iryna Inshyna/Shutterstock (Mi.), Rocky89/iStockphoto (re.)
Layout und Satz: Deborah Herzog, Meike Herzog, www.alpsee-design.de
Druck: Florjancic Tisk d.o.o., Slowenien
Printed in the EU

ISBN Print 978-3-7423-0116-1
ISBN E-Book (PDF) 978-3-95971-538-6
ISBN E-Book (EPUB, Mobi) 978-3-95971-537-9

Weitere Informationen zum Verlag finden Sie unter

www.rivaverlag.de

Beachten Sie auch unsere weiteren Verlage unter www.m-vg.de

PAUL KLIKS

NACKT GUT AUSSEHEN

ABNEHMEN UND WOHLFÜHLEN MIT DER LOW-CARB-CHALLENGE

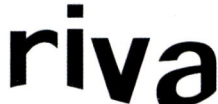

Inhalt

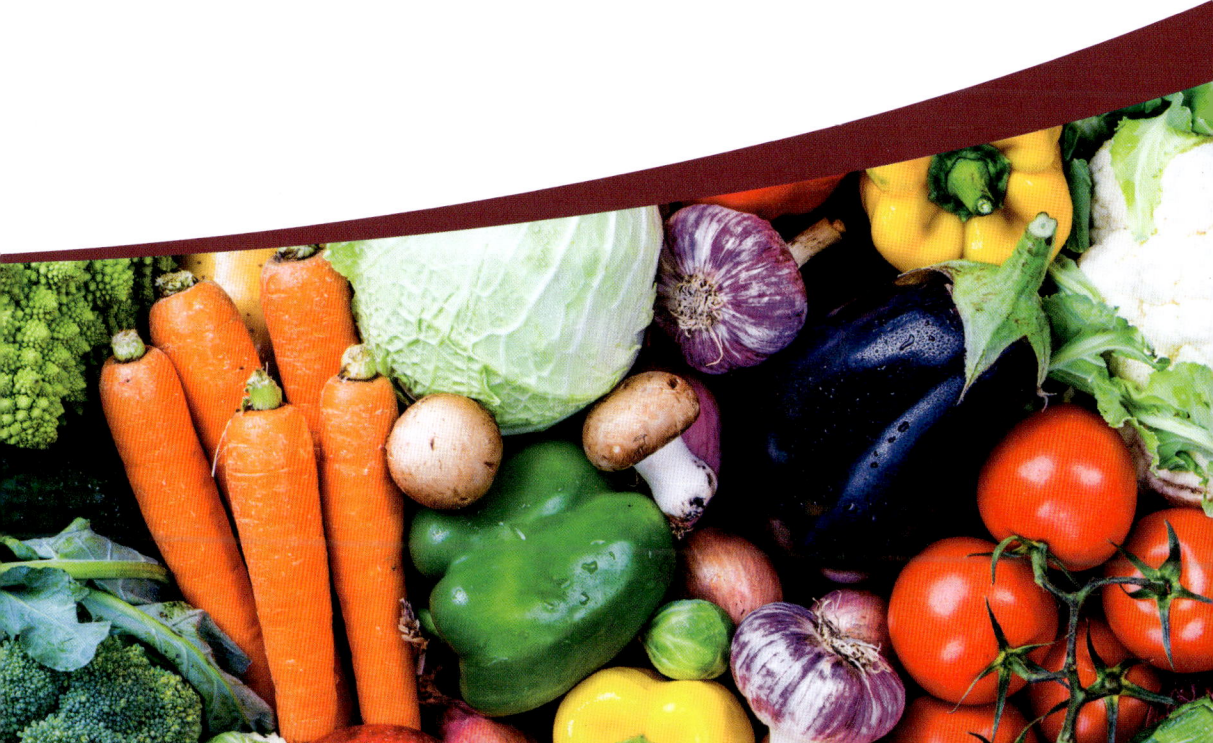

Stell dich einer neuen Herausforderung

Vor dir liegen 30 Tage, die dein Leben komplett auf den Kopf stellen werden. 30 Tage, die dich aus deiner Komfortzone locken und dich dazu bringen, deinen Lebensstil komplett zu überdenken. 30 harte Tage, die dir Spaß machen werden, weil sie dir zeigen, wie gut du dich fühlen kannst!

Du hast dich für dieses Buch entschieden, weil du dich verändern möchtest – deinen Körper, deine Lebenseinstellung und deinen Ernährungsalltag. Du wirst nach dieser 30-Tage-Challenge zwar noch nicht in dem Traumkörper stecken, den du dir vielleicht vorstellst. Und du wirst nackt auch noch nicht unbedingt besser aussehen, nur weil du mein Programm gemacht hast. Die 30-Tage-Challenge wird dir aber dabei helfen, deinen Zielen ein großes Stück näher zu kommen. Deinem Ziel, nackt gut auszusehen und dich endlich wieder wohl in deiner Haut zu fühlen. Deinem Ziel, leistungsfähig und konzentriert zu sein, ohne ständigen Heißhunger zu verspüren. Deinem Ziel, jünger auszusehen, einen strahlenderen Teint zu haben und endlich wieder in die Lieblingsjeans zu passen. Vielleicht nimmst du Medikamente, zum Beispiel aufgrund einer Typ-2-Diabetes-erkrankung, wegen Bluthochdrucks oder Verdauungsbeschwerden, und möchtest diese reduzieren. Auch diesem Ziel kommst du in den folgenden 30 Tagen näher, wenn du den Anstoß umsetzt, den

ich dir mit meinem Nackt-gut-aussehen-Programm (ich werde es ab jetzt mit NGA abkürzen) gebe.

Warum 30 Tage? Aus der Verhaltens- und Gehirnforschung weiß man, dass der Mensch etwa 30 Tage braucht, um etwas Neues in seinem Leben zu einer Gewohnheit und damit zu einer Selbstverständlichkeit werden zu lassen. Vielleicht hast du in der Vergangenheit schon einmal – oder sogar mehrmals – gute Vorsätze gefasst, in Sachen Fitness und Ernährung mehr für dich zu tun, hast sie aber schnell wieder verworfen: Der Berg war zu hoch, die Überwindung zu groß, der innere Schweinehund zu gemein. Mach dir darüber keine Sorgen. Das ist ganz normal. Sobald der Alltag und alte Gewohnheiten zuschlagen, ist es mit den besten Vorsätzen vorbei.

Doch ich möchte dir Mut machen, dir ein neues Ziel zu setzen und es anzupacken. Und ich werde dir dabei helfen, deine Vorsätze diesmal auch wirklich erfolgreich umzusetzen. Ich habe mich irgendwann mal gefragt, warum so viele Menschen ihre Fitness- und Gesundheitsziele nicht erreichen, obwohl sie motiviert sind, etwas für sich zu tun. Eine Zeit lang konnte ich das nicht wirklich verstehen, denn viele Fitnessprogramme, Ernährungsweisen oder Diäten können durchaus sinnvoll sein. Dann aber kam mir die Erkenntnis: Was bei dem einen anschlägt, bleibt bei dem anderen völlig wirkungslos und führt lediglich zu Frust. Als Personal Trainer habe ich daher oft unterschiedliche Prinzipien angewendet, je nachdem welche Ziele meine Klienten haben und was sie mitbringen, um diese zu erreichen.

Schließlich entdeckte ich den einen entscheidenden Unterschied, der dafür verantwortlich ist, dass die einen sich nackt wohlfühlen und die anderen nicht. Es ist ihr Alltag. Das klingt zu einfach? Das ist es vielleicht auch. Und doch ist es ein hartes Stück Arbeit, zu einem Alltag zu gelangen, in dem bewusstes Erleben (ich nenne es Achtsamkeit), Ernährung und Bewegung gleichermaßen Raum finden. Was ich konkret entdeckte und wie auch du diese Faktoren zufriedenstellend und langfristig in dein Leben integrieren kannst, möchte ich dir in diesem Ratgeber zeigen. Keine Sorge, es sind nicht nur die üblichen Nullachtfünfzehn-Tipps in Sachen Ernährung und Fitness. Du wirst vor allem erfahren, dass es essenziellere Dinge gibt, als darauf zu achten, was auf dem Teller liegt oder welches Sportprogramm du absolvieren solltest, wenn du nackt besser aussehen möchtest.

Von dem Moment an, als ich dieses »Geheimnis« entschlüsselte, packte mich die Leidenschaft für dieses Thema. Ich ließ all meine Erfahrungen in die 30-Tage-Challenge fließen, ein einmonatiges Fitness- und Ernährungsprogramm für jeden. Ich habe diese Challenge im August 2015 auf Facebook vorgestellt und das anschließende Feedback war überwältigend: Hunderte Menschen berichteten glücklich von ihren Erfolgen. Ab diesem Zeitpunkt war ich mir ganz sicher, dass an meiner Theorie etwas dran sein musste, und ich wollte noch mehr Menschen davon berichten.

So entstand dieses Buch. Mein größter Wunsch ist es, dass du nach der Lektüre und dem Testen der Inhalte an frühere Ziele denkst, an denen du immer wieder gescheitert bist. Vielleicht hast du frustriert eine oder mehrere Diäten abgebrochen. Vielleicht wolltest du mal ein Instrument oder eine Sprache lernen, häufiger Freunde treffen, öfter ins Kino gehen oder regelmäßig ins Fitnessstudio – und hast es anfangs ein-, zweimal geschafft, bist dann aber wieder in alte Muster zurückgefallen.

Wenn du willst, dass das mit deinen guten Vorsätzen endlich anders wird, lies dir dieses Buch aufmerksam durch, mach dir Notizen, markiere dir Passagen, die dir wertvoll erscheinen. Danach – und das verspreche ich dir – wirst du nicht mehr der Mensch sein, der du heute bist. Natürlich ist mir vollkommen klar, dass keiner von uns von heute auf morgen einen 100-Meter-Sprint in Weltrekordzeit absolvieren kann. Wir müssen uns vorbereiten, trainieren und auch aus Rückschlägen lernen. Aber du wirst definitiv eine Veränderung an deinem Körper feststellen – mit Sicherheit auch an deinem Befinden, deinem Selbstbewusstsein und deiner Körperhaltung.

Ich möchte dich mit meinem NGA-Konzept von Anfang an auf den richtigen Weg bringen. Lass dir von mir zeigen, wie du dich erfolgreich vorbereitest, um endlich dein persönliches Ziel zu erreichen.

Ich wünsche dir viel Energie, Kraft und Leidenschaft!

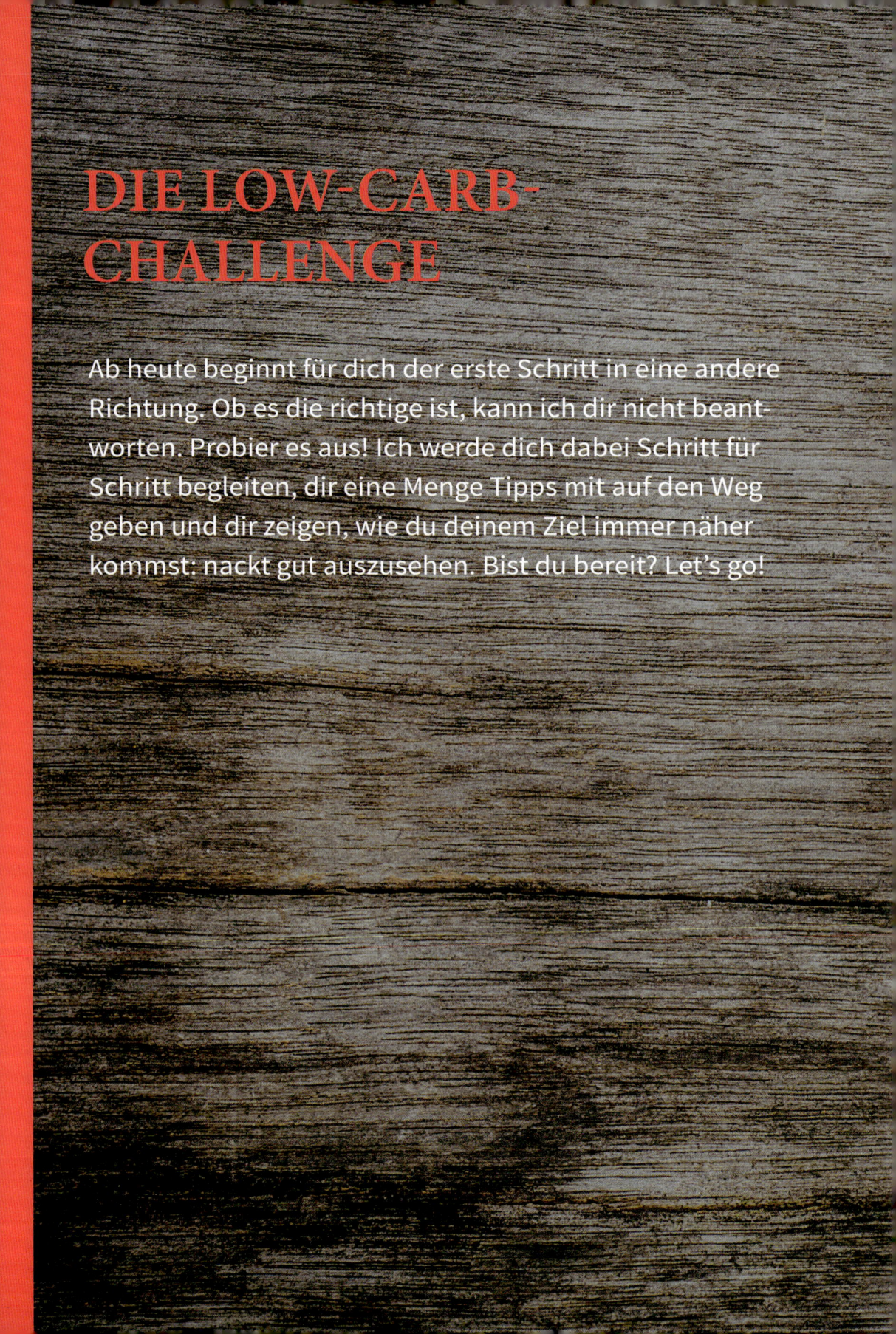

DIE LOW-CARB-CHALLENGE

Ab heute beginnt für dich der erste Schritt in eine andere Richtung. Ob es die richtige ist, kann ich dir nicht beantworten. Probier es aus! Ich werde dich dabei Schritt für Schritt begleiten, dir eine Menge Tipps mit auf den Weg geben und dir zeigen, wie du deinem Ziel immer näher kommst: nackt gut auszusehen. Bist du bereit? Let's go!

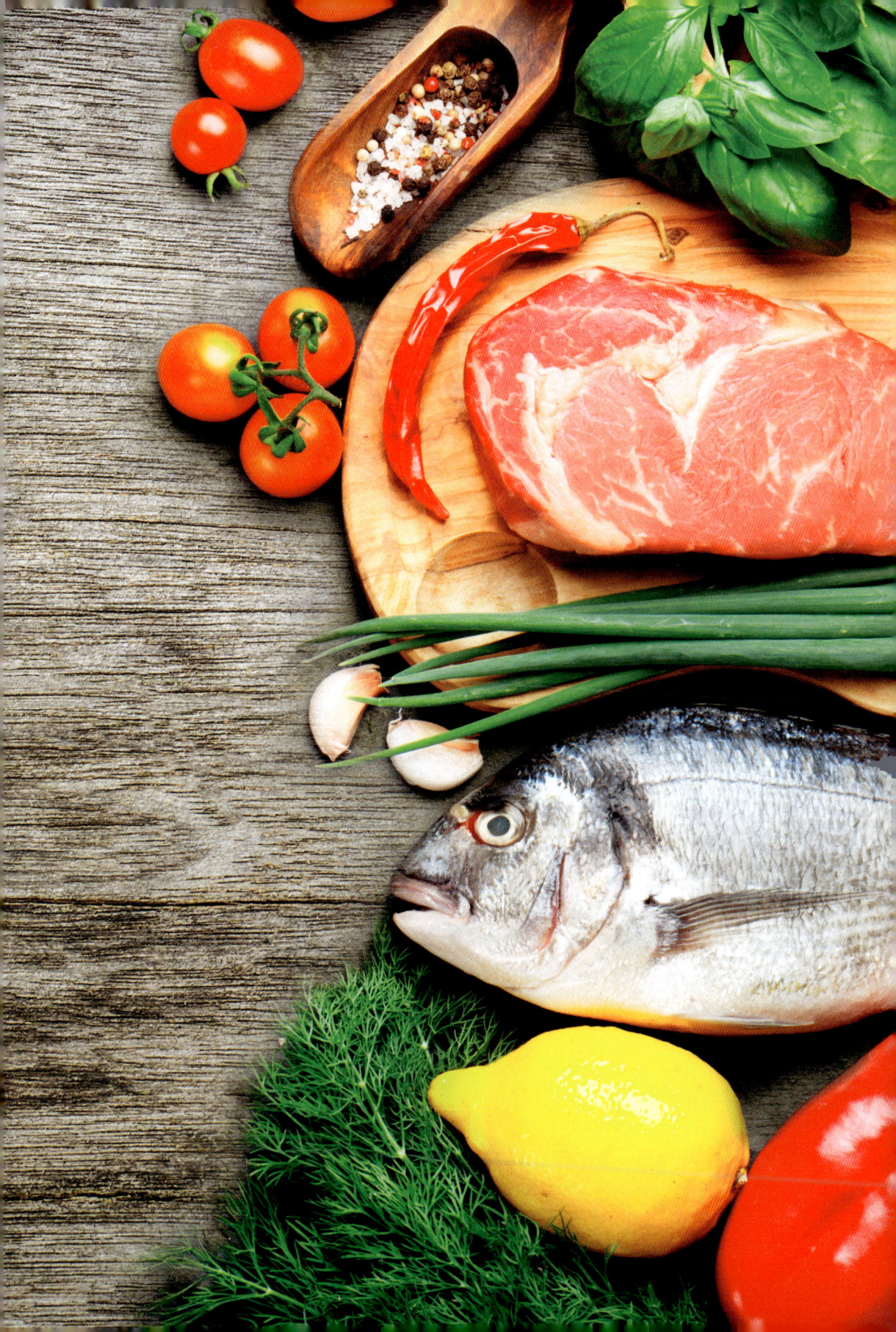

Packen wir's an!

Als Ernährungsberater und Personal Trainer konnte ich in den letzten Jahren Tausende von Menschen dabei unterstützen, mit sich und ihrem Körper wieder ins Reine zu kommen. Sie haben abgespeckt, sind fitter und leistungsfähiger geworden und fühlen sich rundum wohl in ihrer Haut. Für einige von ihnen grenzte dieser Wandel an ein Wunder. Und das sind die schönsten Momente meiner Arbeit: das Glück in den Augen der Menschen zu sehen, die das erreicht haben, was sie sich schon immer erträumt hatten. Sie haben es letztendlich mit eigener Kraft und Ausdauer geschafft.

Genau dieses Glück möchte ich auch in deinen Augen sehen! Der erste Schritt ist der schwerste, die ersten Tage sind die härtesten – doch wenn der Groschen erst einmal gefallen ist, wirst du kaum noch merken, dass du etwas anders machst. So abgedroschen das klingen mag: Du wirst dich ganz bestimmt nicht nach deinem alten Lebensstil zurücksehnen. Nicht umsonst hast du den Wunsch, ihn abzulegen. Also: Packen wir's an!

Verfolge dein Ziel mit Spaß und Leidenschaft

Man kann bei so etwas Entscheidendem wie der Änderung eines seit Jahren eingeschliffenen Lebensstils nicht alle über einen Kamm scheren. Und doch gibt es für uns alle einen gemeinsamen Nenner, eine Grundlage, auf der jeder aufbauen kann. So sind auch meine Tipps für dich entstanden. Ich bin davon überzeugt, dass du deinen Traumkörper nur dann erreichen kannst, wenn du quasi im Vorbeigehen, aber dafür stetig etwas für ihn tust und so ganz nebenbei schaffst, was du dir erträumst. Denn nur die Ziele, die du mit Spaß und Leidenschaft verfolgst, wirst du auch erreichen.

Ich möchte dich zu einer ausgewogenen, gesünderen Lebensweise führen und dir ein ganzheitliches Rezept für deinen Alltag an die Hand geben. Der Grundstein hierfür muss »zwischen deinen Ohren« gelegt werden. Denn jede Veränderung, die wir einleiten, jedes Abschiednehmen von alten Gewohnheiten beginnt im Kopf und nirgendwo anders.

Menschen, die in deinen Augen bereits in ihrem Traumkörper stecken, haben ihn nicht, weil sie sich komplett anders ernähren oder weil sie anders trainieren als jemand, der sich in seinem Körper unwohl fühlt. Der Unterschied besteht einzig und allein darin, dass erfolgreiche Menschen Spaß haben an dem, was sie tun und wie sie es tun, egal ob sie sich auf einer Talfahrt befinden oder es aufwärts geht und sie den nächsten Gipfel erklimmen wollen. Ein Mensch in einem Traumkörper sorgt in aller Regel gut für sich, weil er sich mag und es sich wert ist. Bevor du dich auf den Weg machst, nackt wieder gut auszusehen, möchte ich dir Marie vorstellen. Vielleicht kommt dir ihre Geschichte bekannt vor.

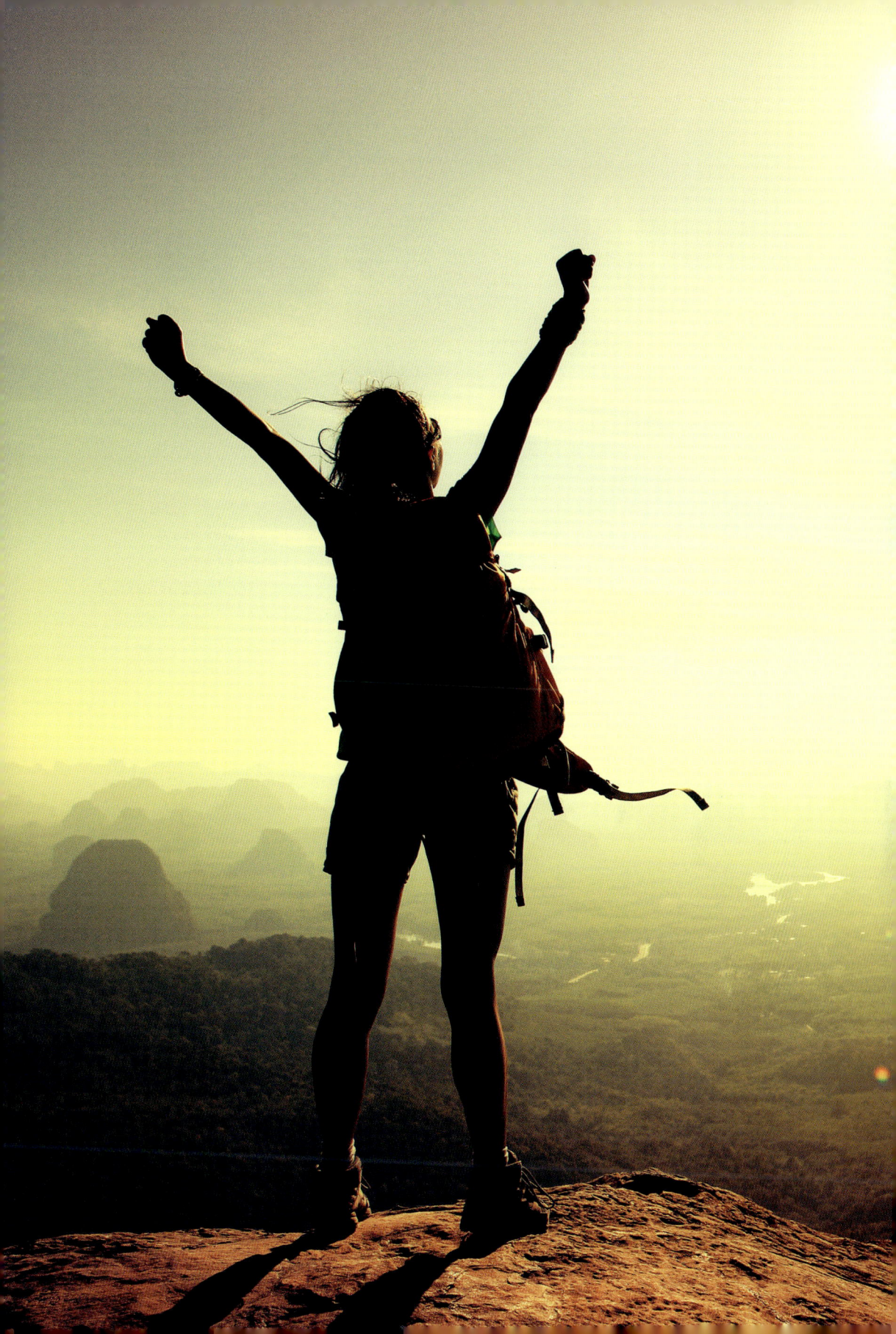

Maries Geschichte

Marie, Mutter von zwei tollen Kindern, ist eine junge Frau, die innerhalb kürzester Zeit so ziemlich jede Diät ausprobiert hat, die es auf dem Markt gibt. Ihr großes Ziel war, sich wieder wohl in ihrem Körper zu fühlen und unbeschwert mit ihren Kindern auf dem Spielplatz zu spielen. Außerdem wollte sie ihre chronische Zuckerkrankheit besser in den Griff bekommen. Nach der zweiten Schwangerschaft wurde bei Marie Diabetes mellitus Typ 2 diagnostiziert. Damit du verstehst, warum Maries Lebensgeschichte für uns so wichtig ist, will ich dir eine Episode aus ihrem Leben erzählen.

Nach der Schule ließ sich Marie zur Werbekauffrau ausbilden. Sie mochte ihren Job, arbeitete viel, schob zahlreiche Überstunden und weil das Geld trotzdem hinten und vorn nicht reichte, suchte sie sich zusätzlich einen Nebenjob. So kam sie einigermaßen über die Runden. Die viele Arbeit machte Maries Leben unheimlich stressreich, ihre Tage waren vollgepackt und Marie hatte nur wenig Ausgleich. Irgendwann lernte sie ihren heutigen Mann kennen. Beide waren unendlich glücklich, als das erste Kind geboren wurde. Doch ein Baby bringt viele Veränderungen mit sich und Marie hatte jetzt noch weniger Zeit für sich als zuvor.

Sie hatte zwar schon früher nicht wirklich viel Sport gemacht, doch mit dem Baby hatte sie dafür überhaupt keine Zeit mehr, so schien es ihr. Trotzdem hatte die junge Mutter den großen Wunsch, sich zu verändern. Sie litt darunter, dass sie sich mehr und mehr vernachlässigte. Also ging sie den für sie einfachsten Weg: Sie wurde zur Shopping-Queen und kaufte sich neue Hosen, Röcke und Kleider – nicht, weil die anderen Sachen in ihrem Schrank nicht mehr angesagt waren, sondern weil sie sich in den alten Kleidungsstücken nicht mehr wohlfühlte. Schließlich meldete sie sich auch in einem Fitnessstudio an, das sogar eine Kinderbetreuung anbot. Endlich sollte alles anders werden. Richtig oft genutzt hat sie diese Möglichkeit allerdings nicht, und so verging die Zeit und Baby Nummer zwei machte sich auf den Weg, ohne dass sich an Maries Grundsituation und der Unzufriedenheit mit sich selbst viel geändert hatte. Durch Stress und Frustessen war Marie mittlerweile weit von ihrem Normalgewicht entfernt.

Schwanger und mit einem Kleinkind kam sie nun noch weniger dazu, sich regelmäßig zu bewegen und ausgewogen zu ernähren. Zwischen den vielen Terminen und alltäglichen Aufgaben schaffte sie es einfach nicht, sich Zeit für sich freizuschaufeln. Nach der anstehenden Elternzeit wollte sie zudem zurück in den Job.

Typ-2-Diabetes – was nun?

Ein Dreivierteljahr nach der Geburt des zweiten Kindes schließlich kam die Schockdiagnose, die Maries Leben eigentlich komplett umkrempeln sollte: Ihr Arzt stellte bei einem Check-up Diabetes melli-

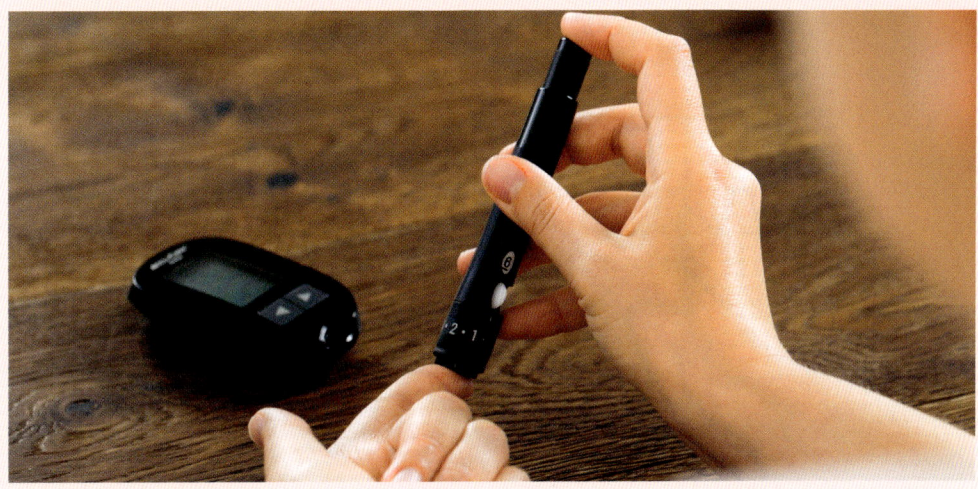

Mit einem einfachen Bluttest kann man ganz schnell selbst den Insulinwert prüfen.

tus Typ 2 fest. Mit gerade einmal 33 Jahren litt Marie nun an »Altersdiabetes«. Sie war zuckerkrank, musste von diesem Zeitpunkt an Medikamente einnehmen und Insulin spritzen – voraussichtlich ein Leben lang. Hinzu kam die Gewissheit, dass sie als Zuckerkranke zahlreichen Gesundheitsrisiken ausgesetzt ist, die das Leben massiv verkürzen und ihre Lebensqualität – und somit auch die ihrer Kinder – reduzieren können.

Und doch änderte Marie selbst nach dieser Diagnose nicht viel an ihrem Lebensstil: Anfangs schaffte sie es noch, ein- bis zweimal die Woche ins Fitnessstudio zu gehen. Nach ein paar Wochen war indes Schluss mit dem Tatendrang. In den folgenden drei Jahren nahm Marie noch mehr Medikamente, trug mittlerweile nur mehr weite Kleider und brachte ein Körpergewicht von 118 Kilo auf die Waage. Sie hatte in der Zwischenzeit so gut wie alles ausprobiert, was der Abnehmmarkt zur Verfü-

gung stellt und was nicht viel Zeit kostet: Eiweißshake-Programme dreimal am Tag, Stoffwechselkuren, diverse Frauenmagazin-Diäten und so weiter und so fort.

Ich lernte Marie irgendwann bei der Grillparty eines Freundes kennen. Im Gespräch mit ihr erkannte ich schnell, dass sie einen sehr großen Leidensdruck hatte. Alles, was sie probiert hatte, half ihr nur kurzfristig, die Wirkung verpuffte recht schnell. Sie war an einem Punkt in ihrem Leben angekommen, an dem sie so unglücklich und unzufrieden war wie noch nie zuvor. Das sagte sie mir allerdings nicht an diesem Abend. Sie verriet es mir viele Monate später – zu einer Zeit, als sie endlich wieder komplett ohne Medikamente auskam und ihr Wohlfühlgewicht erreicht hatte. Gemeinsam hatten wir den Kampf gegen den Diabetes und viele andere kleine Wehwehchen und Probleme, die damit einhergingen, aufgenommen und gewonnen.

Meine drei NGA-Mindsets

Hast du dich schon mal gefragt, warum es so viele unterschiedliche Diätratgeber gibt? Oder warum der Fitnessmarkt von Jahr zu Jahr weiter wächst? Einerseits ist das Angebot an Fitness- und Ernährungsplänen äußerst vielfältig und wird von Millionen von Menschen Tag für Tag dankend und hoffnungsfroh angenommen. Andererseits entsteht dadurch aber auch immer mehr Verunsicherung und Enttäuschung, weil viele Ernährungspläne nicht durchgehalten werden. Und das hat einen einfachen Grund: Es fehlt das grundlegende Fundament für eine erfolgreiche Lebensstiländerung. Ich habe dazu drei individuelle NGA-Mindsets definiert, die ich dir im Folgenden vorstellen möchte. Es sind simple Grundsätze, die jeder umsetzen kann. Doch wie immer im Leben, wenn man ein Ziel erreichen will, sind dafür unbedingt Selbstdisziplin und das eigene Wollen sehr wichtig. Ich möchte aber nicht, dass du dir falsche Illusionen machst. Daher lass dir gesagt sein:

- Ja, du wirst einen langen Atem brauchen.
- Es dauert 30 Tage, bis du an dir erste nennenswerte Veränderungen feststellst.
- Es dauert 90 Tage, bis Menschen um dich herum bemerken, dass mit dir etwas Tolles passiert ist.
- Es dauert zwölf Monate, bis dein Leben anfängt, sich grundlegend zu verändern.

Mangelnde Motivation ist nicht das, was den Unterschied zwischen Erfolg und Misserfolg beim Erreichen der persönlichen Fitness- und Lebensziele ausmacht. Denn motiviert ist ab einem bestimmten Zeitpunkt jeder von uns. Zumindest für irgendetwas. Der eine ist vielleicht motiviert, täglich seine kurzen Trainingseinheiten in

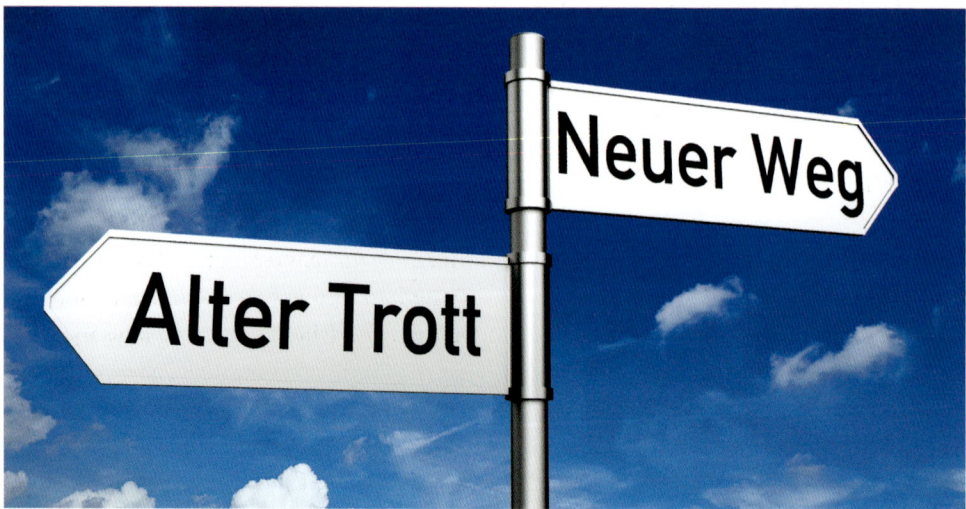

Beschreite den neuen Weg in Richtung Traumkörper und verlasse den alten Pfad.

Form von Crunches oder Seilspringen zu absolvieren, der andere trinkt morgens seinen grünen Smoothie. Wieder ein anderer ist morgens motiviert, länger im Bett zu bleiben und zu dösen.

Ich möchte dir beweisen, dass es um viel mehr geht als um Motivation, wenn man seinen Körper oder sein Leben verändern möchte. Es geht darum, diese Motivation so auszuschöpfen, dass man schließlich nackt (wieder) gut aussieht und sich auf dem Weg dahin wohlfühlt und Spaß hat.

NGA-Mindset 1: Deine Veränderung beginnt im Kopf

Für das erste Mindset haben sich im Lauf der Zeit für mich zwei Faktoren herauskristallisiert, die immens wichtig sind, damit sich im Leben tatsächlich etwas ändern kann und man sich in seinem Körper wohlerfühlt. Diese beiden Faktoren bilden den Nackt-gut-aussehen-Index (NGA-Index) zum ersten Mindset: Lernbereitschaft und Veränderungsbereitschaft.

Faktor 1: Sei bereit zu lernen

Lass uns mit dem ersten Faktor beginnen – der Bereitschaft zu lernen. Natürlich meine ich mit Lernen auch, dass du mal ein Buch in die Hand nimmst oder ein Seminar besuchst, in dem du dich weiterbildest. Ich meine damit aber auch, dass du anfängst, Menschen zu beobachten, die bereits das erreicht haben, wovon du träumst. Du suchst dir damit intuitiv Vor- und Leitbilder.

In der Schule haben wir immer für eine Prüfung oder einen Test gelernt. Doch Lernen kann so viel mehr sein. Denn im echten Leben ist es meist andersherum: Erst kommt der Test, bei dem man oft auf die Nase fällt und aus dem man dann Schlüsse zieht. Und dann erst lernt man, um beim nächsten Test, der mit Sicherheit kommen wird, besser vorbereitet zu sein. Werde also aktiv! Du wirst feststellen, was zu lernen ist, wenn du auf neue Grenzen triffst. Ich erlebe immer wieder Menschen, die im Vorfeld versuchen, den Weg zum Ziel bis ins kleinste Detail zu planen, aber dann trotzdem grandios scheitern. Nicht, weil der Plan schlecht ausgearbeitet war, sondern weil sie vor lauter Plänen vergessen haben, rechtzeitig loszulegen.

Die eigene Lernbereitschaft entwickeln

Das Einzige, das wirklich zählt, ist, wo du hinwillst und was du bereit bist, dafür zu tun. Nackt wieder besser auszusehen, hängt in erster Linie nicht davon ab, was du morgens, mittags oder abends auf deinem Teller hast und isst. Es kommt auch nicht auf den »perfekten Trainingsplan« an, der auf dich und deine Fitnessbedürfnisse abgestimmt ist. Was an erster Stelle steht und was du als Erstes trainieren solltest – und dies kann ich nicht oft genug betonen –, ist immer das, was zwischen deinen Ohren, also in deinem Kopf, passiert.

Lass mich dir anhand einer kurzen Geschichte zeigen, was ich damit meine und wie du deine Lernbereitschaft steigern kannst. Die Geschichte stammt aus dem Buch des ehemaligen Trampolinweltmeisters Dan Millman (*Der Pfad des friedvollen Kriegers*, Heyne Verlag, 2013).

»Ein renommierter Professor machte sich auf den Weg, um weit weg in die Berge zu wandern. Sein Ziel war es, einen berühmten Zen-Mönch zu besuchen. Nach einiger Zeit fand er ihn, war sehr glücklich darüber und stellte sich ihm vor. Er nannte alle seine akademischen Titel und sagte, er wünsche sich eine Belehrung über Gott, die Unendlichkeit, die Meditation und vieles andere. Der Mönch lud ihn zu einer Tasse Tee ein, die der Professor ungeduldig annahm. Schließlich war er den weiten Weg ja gekommen, um belehrt zu werden, und nicht, um Tee zu trinken.

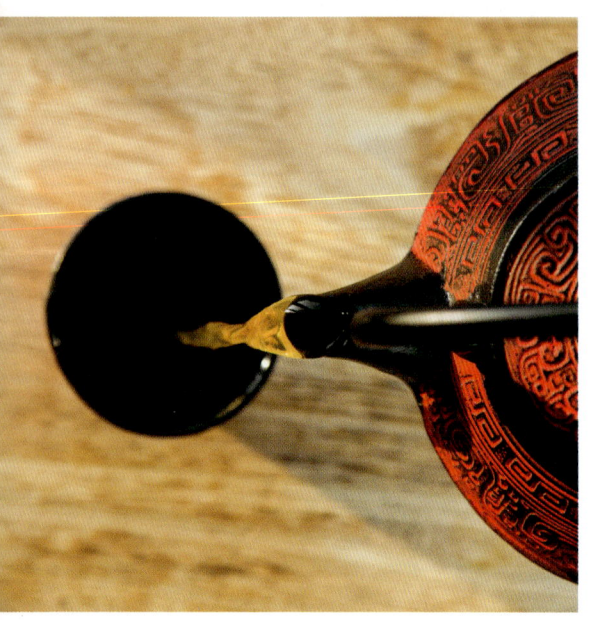

Der Mönch nahm die Teekanne und schenkte ein, um dann etwas zu tun, womit der Professor nun gar nicht rechnete: Er goss und goss weiter ein, ohne aufzuhören, obwohl die Tasse bereits voll war, sich der Tee über den ganzen Tisch ergoss und anfing, auf den Boden zu tropfen.
Der Professor rief: ›Genug! Genug! Sehen Sie denn nicht, dass die Tasse bereits voll ist und komplett überläuft!‹
Daraufhin antwortete der Mönch: ›Genauso wie die Tasse bist auch du voll mit deinem Wissen und deinen Fragen. Selbst wenn ich dir Antworten geben würde, hättest du gar keinen Platz mehr in deinem Kopf. Es passt dort genauso wenig hinein wie in diese Tasse. Um Neues zu lernen, musst du erst deine Tasse leeren. Komm wieder, wenn Platz in dir ist.‹«

Im übertragenen Sinn bedeutet dies, dass du erst mit etwas Neuem beginnen kannst, wenn du dich ihm absolut vorbehaltlos und offen hingibst. Das betrifft auch dein aktuelles Projekt, nackt gut auszusehen.

Was hinter dem ersten Faktor des NGA-Index steckt, haben wir nun geklärt. Aber wie sieht es mit dem zweiten Faktor aus? Wie kannst du es schaffen, die wirklich wichtigen Dinge in deinem Leben zu verändern? Der Weg führt dabei unweigerlich über deine Komfortzone, in der du es dir – wie jeder von uns – so schön bequem gemacht hast. Bevor ich dich mit dem zweiten NGA-Faktor vertraut mache, lies dir zuerst Martins Geschichte auf der folgenden Seite durch.

Martins Geschichte

Martin war 35 Jahre alt, als er zu mir kam. Er ist verheiratet, hat zwei Kinder und – wen wundert's – viel Arbeit. Als wir uns kennenlernten, wog er satte 128 Kilo, und das bei einer Körpergröße von 1,82 Metern. Als er noch 120, 110 oder gar »nur« 100 Kilo auf die Waage brachte, wäre es ihm überhaupt nicht in den Sinn gekommen, sich an einen Personal Trainer zu wenden und eine Lösung für sein (Gewichts-)Problem zu finden. Und weißt du, warum? Weil es in seinen Augen gar kein Problem gab. Hättest du ihn damals gefragt, wie es ihm geht, dann hätte er im Brustton der Überzeugung geantwortet, dass er sich wirklich wohlfühle. Martin stand am Wochenende gern mit einem Bier am Grill, naschte abends vor dem Fernseher Gummibärchen und hatte Spaß daran, wenn die Kinder um ihn herumtollten und auf ihm herumhüpften, ohne dass er sich dabei viel bewegen musste. Das ist grundsätzlich schön. Denn genau diese Art des Sich-in-seinem-Körper-Wohlfühlens bedeutet für mich »nackt gut aussehen«. Denn tatsächlich ist alles, was zählt: sich im Leben bei möglichst vielen Dingen, die man Tag für Tag tut, einfach gut zu fühlen.

Doch es gab natürlich auch viele Momente, die bei Martin Unwohlsein auslösten. Zum Beispiel, wenn er beim Treppensteigen kurzatmig wurde oder wenn ihm der Rücken wehtat. Bis zu einem bestimmten Zeitpunkt allerdings überwogen die positiven Erlebnisse in seinem Leben. Und solange er sich wohlfühlte und in seinen Augen »nackt gut aussah«, wollte er auch wenig unternehmen und sich von keinem Coach motivieren lassen, sein Übergewicht abzubauen und so mögliche Folgeerkrankungen zu vermeiden.

Martin hat sich nach langem Hin und Her doch noch in einem Fitnessstudio angemeldet. Damit hat er seine Komfortzone nicht nur verlassen, er hat sie sogar erweitert. Für ihn war das im ersten Moment unangenehm, weil sich damit etwas in seinem Leben änderte. Dieser Aufwand war es ihm allerdings wert, denn er wollte sich wieder seinen Ehering anstecken können, der ihm seit einiger Zeit nicht mehr passte, was ihn unheimlich wurmte. Dieses Ereignis war wohl nötig, damit es bei Martin klick machte und er endlich erkannte, dass er handeln musste.

Martin startete also mit den ersten Trainingseinheiten im Fitnessstudio. Er trainierte sehr engagiert und zielstrebig. Schließlich wollte er schnell sein Ziel erreichen und seinen Ehering wieder anziehen können, bevor seine Frau überhaupt mitbekam, dass er nicht mehr passte. Nach den ersten Trainingseinheiten kam er mit einem anderen Besucher des Studios ins Gespräch. Mittlerweile sind die beiden beste Freunde und trainieren immer noch gemeinsam.

Faktor 2: Sei bereit, dich zu verändern

Der zweite Faktor des NGA-Index ist mindestens genauso wichtig, weil er oft Erfolge stark begrenzt und einschränkt. Auf den ersten Blick können sich viele Menschen sehr einfach verändern. Ihnen fällt es zum Beispiel leicht, sich neue Kleidung zu kaufen, beim Essen ein neues Restaurant auszuprobieren, wieder eine andere Diät anzufangen, die Haarfarbe oder mal wieder den Partner zu wechseln. Das kann auch alles wichtig sein und bis zu einem gewissen Grad zum Lebensglück beitragen. Den wichtigsten Einflussfaktor zu ändern, trauen sich jedoch die wenigsten: sich selbst zu verändern. Dazu gehört auch, festgefahrene Abläufe im Alltag zu hinterfragen und zu prüfen, ob manches nicht einfacher oder besser ginge, und was diese Veränderung für einen persönlich bringt. Es kann bedeuten, sich wohlerzufühlen, besser auszusehen oder Abläufe im Leben so anzupassen, dass sie ein deutlicher Gewinn für den Alltag sind – so wie es bei Martin war.

Der Selbsttest

Ich habe eine kleine Aufgabe für dich: Nimm dir zwei bis drei Minuten Zeit und denke ganz intensiv über die beiden eben dargestellten Faktoren nach. Bewerte sie anschließend für dich persönlich auf einer Skala von null bis zehn, indem du dir folgende Fragen stellst:

- Wie sehr ist die Bereitschaft zu lernen bei dir ausgeprägt?
- Wie stark ist die Bereitschaft, dich zu verändern, bei dir ausgeprägt?

Multipliziere diese beiden Zahlen miteinander und du erhältst deinen individuellen NGA-Index. Ich bitte dich, noch eine Besonderheit zu beachten: Liegt einer der beiden Faktoren bei null, dann ist auch dein Endergebnis und somit dein persönlicher NGA-Index null. Tatsächlich kommt dies eher selten vor. Ich möchte dich mit diesem extremen Beispiel jedoch darauf hinweisen, dass es von Vorteil ist, gleichmäßig an beiden Erfolgsfaktoren zu arbeiten. Je näher deine beiden Bewertungszahlen beieinanderliegen, desto besser ist deine Ausgangsposition.

- Liegt dein Ergebnis bei unter 60 Punkten, solltest du dir ernsthaft überlegen, ob du es mit deinem aktuellen Ziel (abnehmen, fitter werden, dich attraktiver fühlen) wirklich ernst meinst. Oder ob es sich dabei vielmehr um das Ziel eines anderen Menschen oder der Gesellschaft um dich herum handelt, von der du dich unter Druck gesetzt fühlst. In diesem Fall ist das Projekt von Anfang an zum Scheitern verurteilt.
- Liegt dein Wert zwischen 60 und 85 Punkten, bringst du bereits gute Voraussetzungen mit. Dann hast du echte Chancen, dass der Inhalt dieses Buches bei dir auf offene Ohren trifft und du viele Dinge daraus lernen und umsetzen kannst, um deinem Traumkörper näher zu kommen.

- Liegt dein NGA-Index bei über 85 Punkten, so wirst du dieses Buch mit deutlichem Gewinn lesen. Arbeite weiter an dir und freue dich bereits jetzt auf dein neues Leben.

Hier noch ein wichtiger Ratschlag: Solltest du mit einem NGA-Index von weniger als 85 Punkten starten, empfehle ich dir, dieses Buch mehrmals zu lesen. Mit ein wenig Abstand wirst du vielleicht beim zweiten Lesen noch mehr daraus schöpfen können, als du es jetzt für möglich hältst. Du wirst nach der ersten 30-Tage-Challenge, die dich deinem Traumkörper näher bringt, nicht mehr der gleiche Mensch sein wie vorher. Vielleicht wird sich an deinem Aussehen etwas verändert haben. Doch mit Sicherheit wird sich etwas zwischen deinen Ohren – also in deinem Kopf – verändert haben, wenn du diese 30 Tage ernsthaft dazu genutzt hast, etwas Neues für dich zu testen.

Dein Erfolg heißt: dranbleiben

Gewiss, es gibt keine Garantie, dass du mit diesem Konzept zum erfolgreichen Golddigger wirst. Weil aber viele Menschen vor dir mit meiner Methode erfolgreich waren, hast du die Gewissheit, dass es auch für dich klappen kann. Ideal wäre es, wenn du dieses Buch liest, anschließend zum Beispiel bei der einen oder anderen Mahlzeit weniger Kohlenhydrate isst, sie zum Beispiel in Form von Brot, Nudeln oder Süßigkeiten weglässt, und du bereits

nach wenigen Wochen Veränderungen bei deinem Körpergewicht bemerkst. Es ist aber auch möglich, dass du konsequent für die nächsten 30 Tage dranbleibst und dann trotzdem feststellst, dass diese Ernährungs- und Lebensweise bei dir nicht anschlägt. Diese Erkenntnis beruht dann allein auf deiner eigenen Erfahrung. Nutze sie, um einen neuen Weg einzuschlagen, der bei dir funktioniert.

Wenn du allerdings nach ein paar Tagen oder ein, zwei Wochen aussteigst, weil du keine Veränderung spürst oder siehst, dann hast du aus deiner neuen Chance nichts gemacht und bist die Sache nicht mal halbherzig angegangen. Wundere dich in dem Fall bitte nicht, wenn auch die nächste und übernächste Diät erfolglos bleibt. Also: Beiß die Zähne zusammen und halte durch, auch wenn es manchmal hart ist!

Raus aus der Komfortzone

So wie Martin eines Tages erkannt hat, dass er seine Komfortzone verlassen muss, weil sein Ehering nicht mehr passte, so solltest du dich auch fragen, was eine Veränderung bei dir bewirken würde. Stelle dir die Komfortzone als einen Kreis vor. Innerhalb dieses Kreises bewegst du dich mit deiner täglichen Routine – umgeben von all deinen Gewohnheiten, Marotten, Freunden, Liebsten, Ängsten und Freuden. Die meisten Menschen trauen sich eher zu, eine gewisse Lernbereitschaft mitzubringen – um bei unserer Geschichte mit dem Mönch zu bleiben, die eigene Teetasse zu leeren –, als Veränderungen zuzulassen. Das ist der Grund, warum sich die allermeisten Menschen beim ersten Faktor anfangs eine höhere Punktzahl geben als beim zweiten.

Doch wie kannst du Veränderungen in deinem Leben in Angriff nehmen? Hast du erst einmal eine große Herausforderung angenommen und die Aufgabe erfolgreich bestanden, löst sich meist nicht nur das eine ursprüngliche Problem. Auf einen Schlag verschwinden oft auch andere Hindernisse. Vielleicht hast du dieses Phänomen selbst schon mal erlebt. Solche Erlebnisse können unglaublich motivierend sein.

Wenn du eine wirklich große Aufgabe angehst und diese meisterst, dann kannst du so mindestens zwei Fliegen mit einer Klappe schlagen. Bei Martin war es nämlich so: Seine größte Angst bei der Anmeldung im Fitnessstudio war, dass er es nicht lange durchhält, weil er niemanden hatte,

der mit ihm dorthin ging. Weil er aber sein Ziel konsequent verfolgt hatte und er aus seinem gewohnten Alltag ausgebrochen war, war es nur eine Frage der Zeit, bis sich für sein Problem eine Lösung fand.

Übertragen auf deine eigene Komfortzone heißt das: Sie erweitert sich nicht nur um das Stück, das die persönliche Herausforderung darstellt. Deine Komfortzone ist vielmehr ein Kreis, dessen Radius sich dadurch vergrößert, dass du die Herausforderung annimmst. Dadurch wird wiederum der Kreis insgesamt größer. Das bedeutet auch, dass deine neue Komfortzone weitere Probleme erfasst. Kurzum: Es gibt noch mehr positive Überraschungen, wenn du nur einen großen Schritt aus deiner Komfortzone heraus machst. Damit gibst du neuen Herausforderungen stets eine Chance, aber nur, wenn du selbst aktiv wirst! Nur so wird deine Komfortzone wachsen, nur so wirst du erfolgreicher in vielen Lebensbereichen!

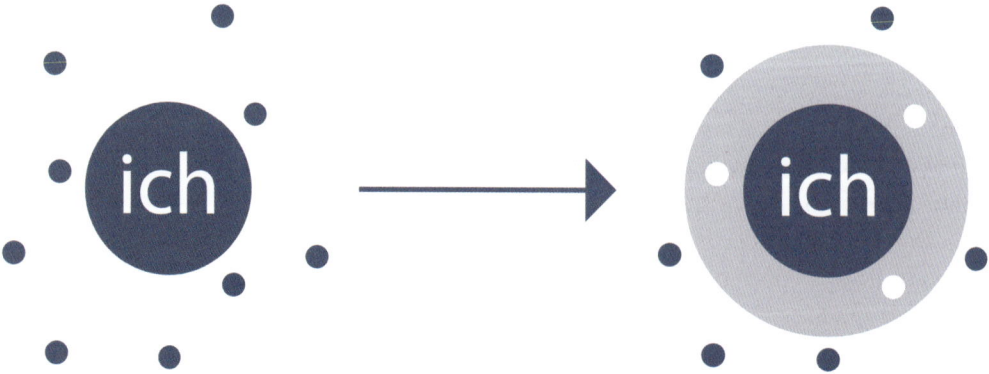

Wenn du eine Challenge annimmst und dann aus deiner Komfortzone heraustrittst, kannst du mehrere Aufgaben gleichzeitig lösen.

NGA-Mindset 2: Ernähre dich bewusst

Während meines Ernährungsstudiums an der Deutschen Hochschule für Prävention und Gesundheitsmanagement lernte ich, dass eine kohlenhydratreduzierte Ernährung, also eine Ernährungsweise, die auf reduzierten Zucker-, Stärke- und Getreidekonsum setzt, bei fast allen Zivilisationskrankheiten wie etwa Übergewicht, Typ-2-Diabetes, Herz-Kreislauf-Erkrankungen oder Gicht sehr positive Veränderungen hervorrufen kann. Viele entscheiden sich für diese Ernährungsweise, weil sie wissen, dass sie ihrer Gesundheit guttut.

Weniger Kohlenhydrate, mehr Fett

Genau hier kommt unsere kohlenhydratarme Ernährungsweise (engl.: low carb) ins Spiel, die tragende Säule der 30-Tage-Challenge. Ohne Frage kann eine solche Ernährung der Kickstart zu deinem neuen Ich werden. Und ich freue mich, dass du bereit bist, dich darauf einzulassen. Solltest du noch zögern, gehe bitte noch einmal einen Schritt zurück und arbeite daran, aus deiner Komfortzone herauszutreten. Ich kann es nicht oft genug wiederholen: Solltest du nicht an deiner Fitness zwischen den Ohren arbeiten wollen, wirst du immer und immer wieder neue Diäten und Programme ausprobieren – mit stets demselben unbefriedigenden Ergebnis. Denn ein echter Entschluss, wirklich fit zu werden, beginnt immer im Kopf.

Was kann die Umstellung auf Low Carb für dich bedeuten? Diese Frage habe ich vielen Teilnehmern meiner Challenge auf Facebook gestellt. Hier sind ein paar ausgewählte Antworten, die dich vielleicht überraschen:

- »Wenn abnehmen satt macht.«
- »Auf böse Kohlenhydrate zu verzichten, fällt gar nicht so schwer!«
- »Ich kann gute Fette ohne schlechtes Gewissen essen.«
- »Besonders lustig ist der entsetzte Gesichtsausdruck der anderen Gäste, wenn man an der Geburtstagstafel sitzt und sagt: ›Ich nehme nur Sahne. Bin auf Diät.‹«
- »Das ist eine Ernährungsumstellung, bei der ich auf gesunde Weise, ganz einfach, ohne zu hungern, zu meinem Traumgewicht komme.«
- »Das Sodbrennen ist weg, da ich keinen Heißhunger mehr auf Süßes habe. Einfach irre!«
- »Endlich mal (F)fett essen, ohne sich schuldig zu fühlen!«

Du kannst mir vertrauen: Mit etwas Übung und Zeit kannst du dich nach der 30-Tage-Challenge wieder auf dein natürliches Hunger- und Sättigungsgefühl verlassen, das zurückkehrt, wenn sich dein Körper an die richtige Ernährungsweise gewöhnt hat. Die meisten Teilnehmer der Low-Carb-Challenge müssen danach niemals mehr Kalorien zählen oder Lebensmittel abwiegen. Probier es doch einfach mal aus und versuch es mit meinem NGA-Programm. Du wirst schon sehr bald selbst über deine Ergebnisse der Low-Carb-Challenge staunen.

Langfristig und nachhaltig abnehmen

Jeder Topf hat einen passenden Deckel. Das ist in der Küche so, das ist in zwischenmenschlichen Beziehungen so und das ist bei Fitness- und Ernährungsprogrammen so. Jedes Fitnessprogramm und jede Diät hat eine Daseinsberechtigung, da wir alle unterschiedlich sind und jeder Körper anders reagiert. Ich möchte dir mit meinem Programm Wege und Möglichkeiten zeigen, wie du wirklich dein Körperfett reduzieren, du nackt wieder besser aussehen und du dich dabei langfristig und nachhaltig wohlfühlen kannst. Wenn du auf der Suche nach schnellen Erfolgen bist und innerhalb von ein paar Tagen fünf oder zehn Kilo verlieren möchtest, dann ist das hier nichts für dich. Denn wir werden ein bisschen mehr Zeit und Geduld brauchen – und einen hohen NGA-Index.

NGA-Mindset 3: Gewichts- versus Fettreduktion

Zunächst sollten wir den Unterschied zwischen Gewichtsreduktion und Körperfettreduktion klären. Denn hier liegt der entscheidende Unterschied: Willst du dein Gewicht auf der Waage verändern? Oder willst du dich wieder lächelnd im Spiegel betrachten können? Beides ist möglich, aber die Unterschiede sind eindeutig.

Wie Abnehmen funktioniert

Selbst bei der Umstellung auf eine kohlenhydratarme Ernährung ist es sehr oft so, dass die ersten großen wahrnehmbaren Abnehmerfolge auf den Verlust von Wasser zurückzuführen sind. Der Grund: Kohlenhydrate werden in Form von Glukose zum größten Teil in deinen Zellen gespeichert, sofern sie nicht durch Alltagsaktivität verbrannt werden. Den größten Kohlenhydratspeicher stellt deine Muskulatur dar, der nächstgrößere Speicherort ist deine Leber. In Muskulatur und Leber landet der Zucker dann in Form von Glykogen. Insgesamt können in Muskeln und Leber zwischen 300 und 500 Gramm Glykogen gespeichert werden.

Wenn du nun also beginnst, dich kohlenhydratreduziert zu ernähren, und gleichzeitig auch noch anfängst, etwas Sport zu treiben und dich mehr zu bewegen, leerst du diese Speicher. Doch das ist noch nicht alles: Jedes Gramm an Kohlenhydraten bindet chemisch etwa drei Gramm Wasser. Das bedeutet, wenn aus deinem Muskelspeicher ein Gramm Glykogen verbraucht wird, gehen auch drei Gramm Wasser damit über Bord. Somit sind schnelle und große Gewichtsschwankungen von ein bis zwei Kilo von einem auf den anderen

Tag vollkommen normal. Und noch eine Tatsache ist zu berücksichtigen: Wenn du während deiner 30-Tage-Challenge mehr Wasser trinkst – was ich dir empfehle, da das die Fettverbrennung ankurbelt –, kann diese neue Gewohnheit anfangs ziemlich starke Wasserschwankungen in deinem Körper hervorrufen. Dann ist es keine Seltenheit, dass man in den ersten zwei bis drei Wochen fünf bis sieben (oder gar noch mehr) Kilo abnimmt. Wie viel es dann tatsächlich werden, hängt allerdings auch immer vom Ausgangsgewicht ab. Deshalb ist es so wichtig, dass du zu Beginn dein Körpergewicht notierst.

Diese kurzfristigen Ergebnisse betrachte ich als reinen Gewichtsverlust. Die Körperfettreduktion ist jedoch eine ganz andere, viel gewichtigere Sache. Dabei geht es darum, das Körperfett so zum Schmelzen zu bringen wie Butter in der Pfanne.

Das Ziel: ein Kaloriendefizit

An dieser Stelle werde ich sehr oft gefragt, wie viel Körperfett man tatsächlich verlieren kann. Die Kunst besteht darin, ein Kaloriendefizit zu erreichen. Dieses kannst du dir wie einen Ersatzkanister Benzin vorstellen. Du willst mit deinem Auto 200 Kilometer fahren, hast allerdings nur für 160 Kilometer getankt. Um die fehlenden 40 Kilometer zurücklegen zu können, brauchst du Benzin aus dem Reservekanister. Genauso arbeitet dein Körper auch. Wenn du ihm weniger Energie in Form

von Nährstoffen, und zwar von Eiweiß, Fett und Kohlenhydraten, zur Verfügung stellst, nimmt sich dein Körper die benötigte Energie aus deinen Fettreserven. Cool, oder?

Jedes Kilo Körperfett, das du als Reserve mit dir herumträgst, hat einen Wert von 7000 Kilokalorien (kcal). Das ist die Einheit, mit der die Energie bezeichnet wird, die wir essen. Wie aber lässt sich ein Kaloriendefizit erreichen? Ich empfehle und nutze dafür mein »3-Zutaten-maximal-Prinzip« (3ZMAX-Prinzip, siehe Seite 43). Damit ist es durchaus vorstellbar, dass du ohne Kalorienzählen und Abwiegen von Zutaten ein Defizit von bis zu 500 Kalorien am Tag erreichen kannst – mehr ist nicht notwendig. Das ergibt pro Woche ein Minus von 3500 Kalorien. Dein Körper benötigt in diesem Fall also jede Woche 3500 Kalorien aus deinen Speichern, um alle lebenswichtigen Funktionen wie Herzschlag oder Atmung am Laufen zu halten. Mit dem Wissen, dass ein Kilogramm Körperfett 7000 Kalorien enthält, lässt sich nun ganz simpel errechnen, dass du mit einem täglichen Kaloriendefizit von 500 Kalorien in einer Woche 0,5 Kilo Körperfett abbauen kannst. Wie gesagt, kommt es dabei auch auf dein Ausgangsgewicht an. Bei stark übergewichtigen Menschen ist eine Reduktion von mehr als 0,5 Kilo Körperfett pro Woche möglich. Langfristig gesehen (mit Höhen und Tiefen auf dem Weg zum Traumkörper), wird sich das Ergebnis in etwa auf 0,5 Kilo Körperfettreduktion pro Woche einpendeln.

Wenn das Abnehmen nicht klappt

An einem bestimmten Punkt deiner Ernährungsumstellung passiert vielleicht auch in deinem Körper nichts und du stellst dir die Frage: Warum nehme ich nicht (mehr) ab? Diese Frage ist mit einem Satz nicht zu beantworten. Lass uns daher einen kurzen Blick auf unseren biologischen Ururahnen werfen: den Steinzeitmenschen. Wie ernährte er sich? Obst hatte er nur saisonal zur Reifezeit zur Verfügung, Getreide wurde erst gar nicht angebaut. Es war eher die Regel, dass er Wild erlegte und Fische fing und als Beilage Wurzeln, Nüsse und wenige Früchte und noch weniger Gemüse auf den Teller kam. Ich denke, es ist vollkommen in Ordnung, wenn wir diese Art der Ernährung als fett- und eiweißbetont definieren, oder? Viele Wissenschaftler gehen sogar davon aus, dass die Steinzeitmenschen innere Organe und das Fettgewebe der Tiere bevorzugten. Die Gründe hierfür klingen sehr plausibel:

- Vitamine und wichtige Mikronährstoffe werden in den Organen gespeichert, sodass durch deren Verzehr die Vitaminversorgung der Menschen sichergestellt wurde.

- Fett war mit seinem höheren Energiegehalt die wichtigste Energiequelle und in verarbeiteter Form wie zum Beispiel als Öl nicht vorhanden. Überschüssige Nahrung im Fettgewebe zu speichern, war daher überlebensnotwendig, um durch den Winter oder durch Hungerzeiten zu kommen. Die Steinzeitmenschen gewannen ihren Energievorrat für harte Zeiten also aus der Kombination von Eiweiß, Fett (Wild) und Kohlenhydraten von aus Früchten stammendem Fruchtzucker.

- Das zeigt auch ein kurzer Abstecher ins Tierreich: Hast du schon mal von einem Wildtier gehört, das sich für den Winter die letzten paar Prozent Körperfett wegtrainiert, um in der kältesten Jahreszeit eine Topfigur zu haben? Wohl kaum! Zum Winter hin fressen sich die Tiere sprichwörtlich eine dicke Fettschicht an, um besser überleben zu können. Und bei

ERMITTLE DEINEN KALORIENBEDARF

Der Großteil der Challenger war ohne das Berechnen von Kalorien sehr erfolgreich. Und auch für mich hat nackt gut auszusehen nichts mit Kalorienzählen zu tun, sondern mit Wohlfühlen. Falls du während der Challenge doch Kalorien zählen möchtest, achte bitte darauf, dass du dein Kaloriendefizit von 500 Kilokalorien nicht überschreitest. Um ein Defizit berechnen zu können, brauchst du zunächst einen Ausgangswert, den sogenannten Grundumsatz. Das ist der Wert an Benzin (Energie), den du tanken (essen) solltest, um die 40 Extrakilometer bewältigen zu können. Es ist dein täglicher Kalorienverbrauch. Dafür gibt es viele Apps und Informationen im Internet. Ich werde in diesem Buch nicht näher darauf eingehen.

uns war das vor Kurzem – evolutionär gesehen – noch genauso. Diejenigen Steinzeitmenschen, die reichlich Fett speichern konnten, überlebten den Winter. Sehr schlanke Menschen, die schlecht Körperfett aufbauen konnten, starben. Daraus können wir ableiten, dass die Natur den Aufbau von Körperfettgewebe als eine Art Überlebensstrategie entwickelt hat.

Was früher unsere »Lebensversicherung« war, wird allerdings heute zu unserem Verhängnis. In der Winterzeit fällt das Hungern weg. Wir können uns ständig mit Lebensmitteln eindecken. Das ist zwar auf der einen Seite nicht schlecht. Aber denjenigen, die im Herbst Fettspeicher als »Lebensversicherung« aufgebaut haben, fällt es angesichts der Verlockungen in den

überfüllten Regalen schwer, die Lebensversicherung in den kalten Monaten aufzubrauchen. Das Problem: Irgendwann entwickelt sich daraus Übergewicht – oft mit riskanten Folgeerkrankungen wie Diabetes oder einem gesteigerten Herzinfarktrisiko.

Neben diesen grundsätzlichen biologischen Erwägungen ist bei der Frage, ob man weiter abnimmt, entscheidend, zu welchem Stoffwechseltyp man gehört.

Welcher Stoffwechseltyp bist du?

Ich empfehle deshalb: Unterziehe dich einmal selbst einem Test! Auf der folgenden Abbildung siehst du drei verschiedene Typen von Menschen. Von links nach rechts sind das der ektomorphe (StoffUMsatztyp), der mesomorphe (Mischtyp) und der endomorphe (StoffANsatztyp) Körpertyp.

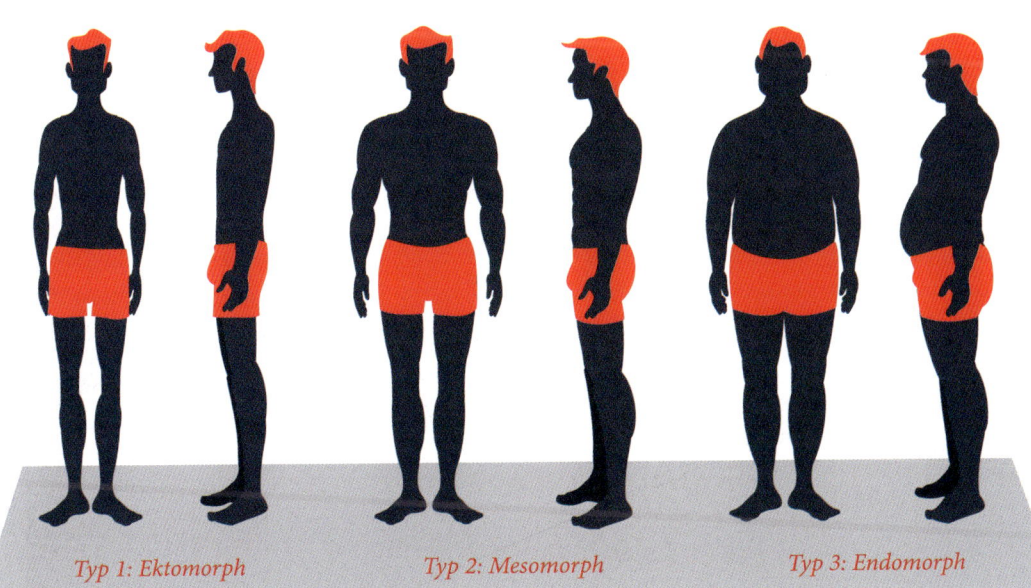

Typ 1: Ektomorph   Typ 2: Mesomorph   Typ 3: Endomorph

Typ 1: Bist du eher die hagere und sehnige Gestalt mit langen, dünnen Armen und Beinen? Ist dein Körperfettgewebe kaum entwickelt? Dann bist du tendenziell ein kohlenhydrattoleranter Typ. Bei diesem sogenannten StoffUMsatztyp kehren sich die Vor- und Nachteile des dritten Typs um. Der ektomorphe Typ hatte in der Steinzeit große Probleme zu überleben, da das Aufbauen von Energiereserven nicht seine Stärke war. Heute hingegen hat dieser Typ meist Normalgewicht und seltener mit ernährungsbedingten Krankheiten zu kämpfen. Das bedeutet aber nicht, dass die Ektomorphen Kohlenhydrate in sich hineinschaufeln sollten ohne Ende. Wenn ektomorphe Typen sich wenig oder gar nicht bewegen und der heutzutage üblichen Kohlenhydratmast (plus extra Bierchen jeden Abend) frönen, könnte das in vielen Fällen zu einem wenig ansehnlichen voluminösen Bauch samt Streichholzärmchen und -beinchen führen.

Typ 3: Hast du eher eine kräftige bis massige Gestalt? Wirken im Verhältnis zu deinem Körperstamm deine Arme und Beine relativ kurz? Würden dich andere (wenn du gerade nicht hinhörst) als »untersetzt« bezeichnen? Falls dem so ist, bist du unseren Vorfahren, den Steinzeitmenschen, noch sehr ähnlich und tendenziell ein fett- und proteinbetonter Typ (endomorph). Dieser sogenannte StoffANsatztyp kommt nicht so gut mit dem Energieträger Kohlenhydrate klar und hat eine ausgeprägte Fähigkeit, Fettgewebe aufzubauen und einen Speicher anzulegen – so wie der Steinzeitmensch seine Energiereserven für nahrungsarme

Zeiten auffüllte. Der damalige Vorteil wird heute wie gesagt aber zum Nachteil, denn Körperfettgewebe quasi zu sammeln, kann zu Übergewicht und Folgebeschwerden führen.

Typ 2: Wie überall gibt es auch bei der Theorie der Stoffwechseltypen nicht nur Schwarz und Weiß. Die meisten von uns sind sogar Mischtypen, das heißt eine Mischung aus den ersten zwei genannten Typen.

Fazit: Wie du vielleicht bemerkt hast, müssen Kohlenhydrate nicht für jeden »schlecht« sein. Wenn du aber weißt, welcher Stoffwechseltyp du bist, fällt es dir nun vielleicht ein bisschen leichter, beim nächsten Einkauf eine weisere Entscheidung zu treffen.

Dein NGA-Fahrplan

Ich bin kein großer Freund des erhobenen Zeigefingers und von Verboten. Aus diesem Grund gebe ich mir die größte Mühe, besser Empfehlungen auszusprechen, was du bei meinem Programm alles essen und machen darfst, bevor ich anfange, dir irgendetwas »wegzunehmen«. Ich bin mir sicher, dass du nicht alles sofort umsetzen wirst. Und das ist auch gut so. Genauso sicher bin ich mir allerdings, dass du dir deine goldenen Rosinen aus diesem Buch und aus meinen Tipps rauspicken wirst. Mit jeder einzelnen Rosine, die für dich wertvoll und umsetzbar ist, wirst du deinem Ziel Stück für Stück näher kommen.

Bevor ich dir Aufgaben, Tipps und Ratschläge für deine Ernährungsweise und das Training gebe, möchte ich mit dir ein gemeinsames Fundament schaffen. Dafür brauchen wir zunächst keinen Ernährungs- oder Trainingsplan, sondern eine Art »Reiseführer«, der dich auf dem Weg zu deinem neuen Ich begleitet. Dein Schnellstart lässt sich in vier einfache Aufgaben unterteilen. Es ist so, als ob du dich auf eine Urlaubsreise vorbereitest:

1. Von wo aus startet deine Reise?
2. Wo geht's hin?
3. Was ist vor der Abfahrt zu tun?
4. Wie kannst du deinen Kurs halten?
5. Mit wem teilst du deine Reiseeindrücke?

Die folgenden fünf Coaching-Tipps – in Form von Etappen – werden dich dabei unterstützen, dass deine Challenge ein voller Erfolg wird.

Etappe 1: Analysiere deinen Istzustand!

Viele Menschen sind nicht bereit, dem Hier und Jetzt, ihrer tatsächlichen Situation ins Auge zu blicken. Um am Ende der 30-Tage-Challenge allerdings beurteilen zu können, was sich verändert hat, empfehle ich dir unbedingt, deinen Istzustand festzuhalten. Das bedeutet konkret:

1. Protokolliere deine aktuelle Ernährung für die nächsten drei Tage in einem Tagebuch.
2. Nimm Maße an verschiedenen Stellen deines Körpers wie Brust, Taille, Hüfte, Arme und Beine Maß.
3. Notiere dein Startkörpergewicht.
4. Mach ein Vorher-Foto, am besten in hautenger Kleidung oder in Unterwäsche, Bikini oder Badehose. Es gibt nichts, worauf du stolzer sein kannst, als auf den visuellen Vergleich. Ich sage immer: »Es geht nicht darum, im Anzug gut auszusehen, sondern nackt.«
5. Werde dir deines Lebens und deiner Marotten bewusst, die zu dem Ergebnis geführt haben, wie du heute bist und aussiehst. Mach dir Notizen. Nicht anders geht zum Beispiel auch ein Automechaniker ans Werk. Er hat das Ziel, dass das Auto des Kunden wieder einwandfrei funktionieren soll. Also analysiert er den Istzustand. Verzichtet er darauf, wird er lange am Auto herumdoktern und es womöglich niemals wieder fahrtüchtig hinbekommen.

Oft ergibt sich aus der Analyse des Istzustands ein ganz anderes Ziel, als ursprünglich beabsichtigt war. Manchmal denkt man zunächst, man könnte hier ein bisschen abnehmen und das oder jenes besser machen. Wird die Ausgangssituation dann scharf analysiert, kommt es nicht selten vor, dass man plötzlich mit ganz anderen Zielen startet, als man es im ersten Moment tun wollte. So eine Veränderung, egal welcher Art, ist zunächst immer ein großer Aufwand. Es ist etwas Neues und Unbekanntes, du hast weder Routine darin noch Sicherheit. Und aus diesem Grund ist es im ersten Moment schwierig. Entscheide dich jedoch trotzdem dazu, das Drehbuch deines Lebens ab sofort anders zu schreiben! Du hast jeden Tag die Möglichkeit dazu, deine eigenen Worte dafür zu finden. Fang jetzt an!

Es gibt mehrere Parameter, an denen du einen Erfolg festmachen kannst. Dazu zählen etwa:

- das Körpergewicht,
- Körperumfänge an Brust, Armen, Taille, Hüfte und Beinen,
- Blutwerte,
- Fitnesstests.

Auf dem Bild unten siehst du meinen Kumpel Paul und mich. Warum ich dir das zeige? Auf diesem Foto wiegen wir beide 82 Kilo – und doch ist es ein Unterschied wie Tag und Nacht. Was wir daraus lernen? Auch wenn die Waage ein tolles Instrument ist, um langfristig eine Gewichtsentwicklung zu verfolgen, kann sie einen kurzfristig schier verrückt machen und dabei schlichtweg dein eigentliches Ziel – nackt gut auszusehen – verschwimmen lassen. An deinem Körpergewicht kannst du zwar eine deutliche Veränderung ablesen, allerdings hat diese nicht immer

MACH EINEN CHECK-UP BEIM ARZT

Bevor du mit dem Programm loslegst, lass dich vorher beim Arzt noch mal durchchecken. Er erhebt die relevanten Blutwerte und berät dich, welche Werte du verbessern solltest. Das könnten zum Beispiel Blutzucker-, Cholesterin- oder Blutfettwerte sein. Diesen Check-up zahlt in vielen Fällen die Krankenkasse.

etwas mit deiner Fitness oder Gesundheit zu tun. Oberstes Ziel der Challenge ist es, dass du wieder anfängst, mehr auf deinen Körper zu hören – und dich vor allem darin wieder wohlzufühlen. Denn ein gutes Körpergefühl ist so viel mehr wert als eine Zahl auf der Waage.

Etappe 2: Schreib deine Ziele auf!

Ich liebe Kinder, denn sie beherrschen DIE eine, die wichtigste Frage in unserem Leben am allerbesten: »WARUM?« Daher frage ich dich und ich möchte, dass du dich auch fragst: Warum startest du deine Challenge? Wie für einen Kapitän auf einem Schiff ist es für dich genauso wichtig, dein Ziel während der Challenge immer im Auge zu behalten. Schreib dir deine Ziele auf ein Blatt Papier und häng sie dort

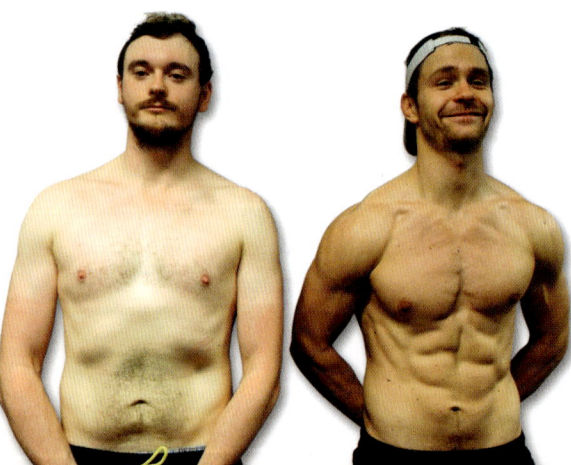

Paul und Paul – beide wiegen 82 Kilo.

auf, wo sie dir täglich ins Auge fallen, zum Beispiel an den Kühlschrank oder an den Badezimmerspiegel. So kannst du jeden Tag den Kurs deines Schiffes kontrollieren und anpassen. Mögliche Ziele von dir könnten sein:

- den Heißhunger in den Griff zu bekommen,
- das Körperfett zu reduzieren,
- beweglicher zu werden,
- besser zu schlafen,
- die Blutwerte zu verbessern oder
- das Mittagstief zu besiegen.

Du kannst auch ein kleines Notizbuch nutzen, um deine Ziele aufzuschreiben. Die Notizfunktion auf dem Smartphone ist ebenfalls okay. Gedanken und Ideen mit einem Stift in einem Notizbuch aufzuschreiben, prägt sich allerdings besser zwischen deinen Ohren ein.

Ich empfehle dir außerdem, dass du zum Beispiel Kleidungsstücke, die du gern wieder anziehen würdest, in deinem Schlafzimmer aufhängst, sodass du sie täglich siehst. Das hört sich vielleicht merkwürdig an, funktioniert in den allermeisten Fällen aber tatsächlich. Wichtig ist, dass du daran mehrmals täglich vorbeiläufst und du die Jeans oder das Kleid tatsächlich sehen und wahrnehmen kannst.

Ich hatte mal eine stark übergewichtige Klientin, die unbedingt wieder ihr Rennrad in Betrieb nehmen wollte. Nach drei Schwangerschaften und vielen frustrierenden Erlebnissen im Leben hatte sie ein Körpergewicht von über 120 Kilo angesammelt. Auf meine Frage, wo sie ihr Rennrad stehen habe, antwortete sie mir, das wüsste sie nicht einmal genau. Vielleicht im Keller, vielleicht aber auch bei ihren Eltern. Ich gab ihr die Aufgabe, ihr Fahrrad zu finden. Das war recht einfach, denn es stand tatsächlich vergessen und versteckt in ihrem

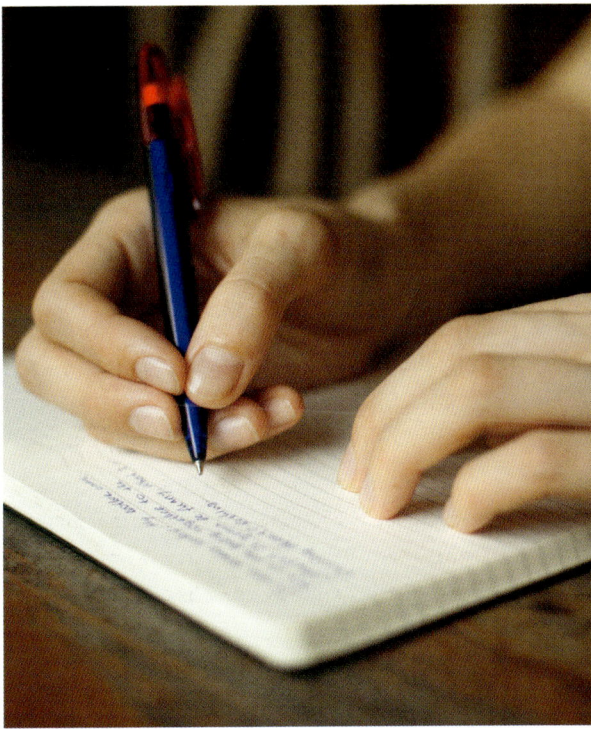

Wenn du deine Ziele in einem Notizbuch festhältst, prägst du sie dir besser ein.

Keller. Wir holten es gemeinsam nach oben und stellten es vor die Eingangstür ihrer Wohnung. Sie lief jeden Tag mehrmals daran vorbei. Acht Monate nachdem wir das Rad vor die Tür gehievt hatten, durfte ich mit ihr gemeinsam die erste Runde Rennrad fahren.

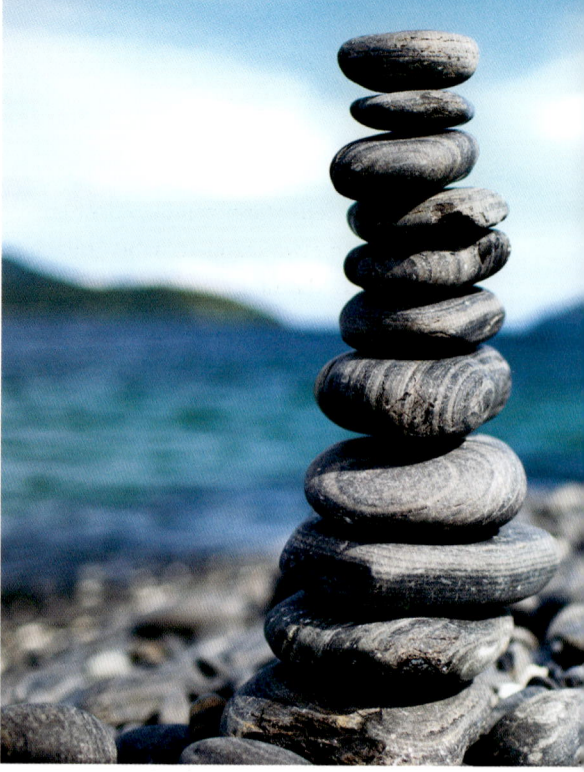

Ich erwähnte es bereits: Normalerweise dauert es etwa 30 Tage, bis etwas Neues in deinem Leben zu einer Gewohnheit wird. Ich kenne viele Diäten, Programme und Konzepte, die durchaus sehr gut funktionieren, um in einem bestimmten Zeitraum das Ziel X zu erreichen, koste es, was es wolle. Allerdings ist die Rückfallquote beziehungsweise der gefürchtete Jo-Jo-Effekt bei solchen Programmen recht hoch.

Auf der anderen Seite brauchen wir zeitlich begrenzte Ziele. Warum? Ganz einfach: Wenn du dir jeden Morgen eine Stunde Zeit nimmst, um dich fertig zu machen und das Haus Richtung Arbeit verlassen zu können, dann schaffst du das meist in genau dieser einen Stunde. Verschläfst du dagegen und hast nur zehn Minuten Zeit, bis du losmusst, schaffst du es in diesem Fall meist auch in zehn Minuten – obwohl du sonst eine Stunde brauchst. Ich denke, du verstehst, worauf ich hinaus möchte.

Sich Ziele zu setzen, ist die Grundlage. Nur so weißt du, wo du hinwillst. Allerdings ist es nicht nur das, was dich tatsächlich auch zum Ziel führt. Da gehören noch ein paar weitere kleine Tricks dazu, und die will ich dir gern verraten.

Übung: Finde Parallelen

Bevor du weiterliest, bitte ich dich, Zettel und Stift zur Hand zu nehmen. Ich möchte dir das Thema »Ziele erreichen« am Beispiel eines Steinturms erklären, den ich in München an der Isar gebaut habe. Während des Bauens sind mir zig Parallelen zu Motivation und Erfolg durch den

Finde heraus, welche Parallelen du zur Bedeutung eines Steinturms ziehen kannst.

Kopf geschossen. So zum Beispiel, dass der Turm umfallen könnte und ich immer wieder von Neuem beginnen müsste, um diesen Turm – mein Ziel – so zu bauen, wie ich es will. Welche Parallelen fallen dir ein? Nimm dir für diese kleine Übung fünf Minuten Zeit und schreib deine Gedanken auf. Diese Übung habe ich den Teilnehmern der ersten Low-Carb-Challenge auch gestellt. Vielleicht findest du in den nächsten Zeilen ähnliche Antworten, wie du sie auf dem Zettel stehen hast. Vielleicht findest du jedoch auch weitere Inspirationen, die einen Aha-Effekt bei dir auslösen:

- »Alles baut aufeinander auf.«
- »Wer hoch hinaus will, fängt immer unten an.«
- »Nach dem Turm ist vor dem Turm.«
- »Balance ist hier das Geheimrezept.«

- »Immer wieder Grenzen überwinden.«
- »Wenn ich etwas erreicht habe, sollte ich mich nicht damit zufriedengeben, denn es gibt noch mehr Steine.«
- »Niemals das Lernen aufgeben, unentwegt weiterüben und danach streben, das vollkommene Prinzip allen Lebens zu erfahren. Frei nach dem Motto: Du kannst erreichen, was du wirklich willst.«
- »Es liegen einige Steine im Weg. Lasst sie uns zusammen wegräumen bis zu unserem Ziel.«
- »Auch wenn es unmöglich scheint: Wenn du etwas (er)schaffen willst, findest du einen Weg.«
- »Dazu gehört der richtige Stein an der richtigen Stelle. Steine, die jetzt noch nicht passen, lassen sich nicht hineinpressen. Doch später mögen sie uns an anderer Stelle gute Dienste leisten.«
- »Auch aus Steinen, die einem in den Weg gelegt werden, kann man Schönes bauen.«

Nur mit Ruhe und Geduld erreichst du deine Ziele. Und wenn der Turm auf halbem Weg mal anfängt zu wackeln, solltest du einen Schritt zurücktreten und dir vor Augen führen, wie hoch du bereits gebaut hast und dass du zu weit gekommen bist, um dein Ziel unvollendet zu lassen. Du hast bereits viel durchgemacht, hast Opfer gebracht für deinen Traum und hast den Schmerz an der Backe. Hör jetzt nicht auf, sondern hol dir die Belohnung. So wie die Steine sind auch deine Zwischenschritte (Zwischenziele) unterschiedlich groß. Freu dich über jeden Stein, den du sicher auf einen anderen setzt, denn er bringt

dich weiter. Du kannst nicht in der Mitte des Steinturms anfangen. Du fängst beim ersten Stein an. So ist das mit dem Abnehmen auch. Du kannst nicht sofort vier Kilo abnehmen, sondern fängst beim ersten Kilo an. Aber Schritt für Schritt – oder Stein für Stein – kommst du deinem Ziel näher. Wenn du heute den ersten Schritt gehst, bist du morgen schon weiter!

Die Balance halten, geduldig sein, nicht hetzen und nicht hektisch agieren. Dazu gehört, bewusst zu kochen und zu essen, den Tag nicht nur effizient zu gestalten, sondern auch mal durchzuatmen und zu überlegen und zu fühlen, was du gerade brauchst und worauf du Lust hast. Die Steine aus deiner Vergangenheit sind das Fundament für die Treppe in deine Zukunft. Du allein entscheidest, ob es auf- oder abwärts geht. Besonders interessant fand ich die Interpretation meines guten Freundes und Trainerkollegen Stefan Weissgerber: »Du kannst es auch so sehen, dass jeder Stein für einen Fehler steht. Jeder Fehler lässt dich nur höher hinauskommen, wenn du weiterbaust.«

Etappe 3: Bereite dich gut vor!

Motivation ist das eine, Vorbereitung das andere. Um dir den Zieleinlauf so einfach wie möglich zu machen, hier ein paar Tipps, die du vor dem Start beachten solltest:

- Mach es »öffentlich«! Teilst du Ziele mit Freunden und Verwandten, steigt die Wahrscheinlichkeit deutlich, dass du erfolgreich sein wirst. Dies haben Studien gezeigt. Das hat zum einen mit deiner Verpflichtung gegenüber deinem Ziel zu tun: Du willst nicht als »Loser« dastehen. Zum anderen sensibilisierst du dein Umfeld dafür, dass du etwas ändern wirst. Nicht alle, jedoch viele Menschen respektieren eine solche Entscheidung und werden dich auf die eine oder andere Weise bei deiner Veränderung unterstützen.

- Partys und Feste – Hochzeiten, Geburtstage, Abschlussfeiern – gibt es das ganze Jahr über. Wenn du versuchen würdest, deine 30-Tage-Low-Carb-Challenge in einen Zeitraum zu legen, in dem keine dieser Feierlichkeiten stattfindet, würdest du wahrscheinlich nie beginnen. Ausreden und Gründe gibt es immer, etwas nicht zu tun. Wenn du wirklich bereit bist, etwas zu ändern und einen Neuanfang zu wagen, wirst du auch Wege finden, diese Herausforderungen zu meistern und direkt loszulegen.
- Besorg alles Notwendige. Für die erste Challenge-Woche brauchst du keine außergewöhnlichen Produkte und Lebensmittel – auch später nicht. Ganz speziell die erste Woche wird für die meisten Challenge-Teilnehmer die einfachste und zugleich herausforderndste Woche sein, die sie wohl seit Langem erlebt haben. Wenn du einkaufen gehst, dann niemals hungrig! Du kannst auch das Internet nutzen, um bestimmte Lebensmittel einzukaufen. Das spart Zeit und du bist nicht versucht, durch Regale voller Kohlenhydrate in Form von Brot, Nudeln und Süßigkeiten zu laufen. Nutze jede Möglichkeit, um fokussiert an deinem Ziel dranzubleiben.

Etappe 4: Spreng deine Fesseln und geh deinen Weg!

Ich stelle leider immer wieder fest, dass viele Menschen ihr Potenzial einfach verkommen lassen. Das stimmt mich oft traurig, denn Leben ist Bewegung und Bewegung ist Leben. Das beginnt bereits im ganz Kleinen: Sämtliche Atome und Zellen bewegen sich, schwingen und leben. Ich möchte unsere wunderbare Welt wieder in etwas mehr Bewegung versetzen. Ich will Menschen dabei helfen, ihr Potenzial

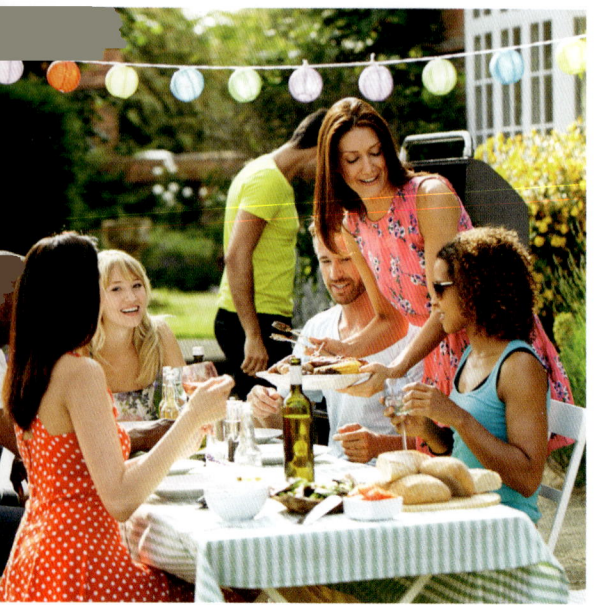

Auch eine Einladung zum Essen bei Freunden ist kein Grund, die Challenge zu verschieben.

auszuschöpfen, um nicht nur nackt besser auszusehen. Jeder Mensch hat schwache Momente in seinem Leben, in denen es ihm schwerfällt, an sich zu glauben. Vielleicht sagst auch du dir gerade: Ich kann das nicht! Was würde ich dafür geben, es doch zu können? An dieser Stelle möchte ich dir gern die Geschichte vom angeketteten Elefanten erzählen:

Als kleiner Junge war ich fasziniert von Elefanten. Ihre Größe und Kraft ist im Tierreich einmalig. Genau deshalb konnte ich mir überhaupt nicht erklären, warum es ausreicht, einen Zirkuselefanten an einen winzigen Holzpflock zu ketten, um zu verhindern, dass er ausbricht. Gewiss, so eine Kette ist durchaus massiv. Aber so ein Holzpflock, der gerade ein paar Zentimeter in der Erde steckt, konnte doch nicht wirklich ausreichen, oder? Auf meine kindliche Frage, wie das tatsächlich funktioniert, bekam ich die Antwort, der Elefant sei einfach gut dressiert.

Älter – und weiser – stolperte ich wieder über die Geschichte mit dem Zirkuselefanten und fand die Lösung auf meine brennende Frage: Der Zirkuselefant versucht nicht zu fliehen, weil er von klein auf an diesen Holzpflock gekettet ist. Ich kann mir sehr gut vorstellen, wie dieser Elefant sich einmal von der Kette losreißen wollte. Jeden Tag, immer wieder, schwitzt und zerrt der kleine, junge, aktive Elefant und versucht, sich zu befreien. Doch er schafft es einfach nicht. Stattdessen schläft er erschöpft und angekettet ein. Er versucht es wieder, immer und immer wieder – bis zu

diesem einen entscheidenden Tag, an dem er schließlich akzeptiert, dass alle seine Versuche vergeblich waren, und er sich seinem Schicksal fügt.

Warum der ausgewachsene Zirkuselefant nicht flieht, ist also ganz einfach: Er versucht nicht, mit seiner unbändigen Kraft den winzigen Holzpflock aus der Erde zu reißen, weil er glaubt, dass er es nicht kann. So tief haben sich die Erinnerungen aus seinen ersten Lebensjahren in seine Gedanken eingebrannt. Das Schlimme dabei ist, dass der Elefant diese Gedanken und Erfahrungen nie wieder ernsthaft hinterfragt: Nie wieder hat er seine Kraft auf die Probe gestellt.

Sicherlich hast auch du Freunde oder Bekannte, denen es in bestimmten Lebensbereichen so ähnlich geht wie dem Zirkuselefanten. Viele Menschen bewegen sich auf unserer Welt, als wären sie an Millionen von Holzpflöcken gekettet. So viele Menschen glauben, dass sie bestimmte Dinge nicht tun können, nur weil sie es vor langer, langer Zeit ausprobiert haben und gescheitert sind.

Ich möchte dir deshalb den folgenden Rat geben: Tu dir selbst den Gefallen und spreng die Kette, mit der du festgebunden bist! Nur wenn du es versuchst, wirst du herausfinden, ob du etwas kannst oder nicht. Nimm immer wieder Anlauf, notfalls mit etwas zeitlichem Abstand, und versuch es mit vollem Einsatz und aus ganzem Herzen!

Während der Challenge wirst du überall auf Menschen stoßen, die für dich nur das »Beste« wollen und die dir viele vermeintlich gute Ratschläge geben wollen. Lass dich nicht verunsichern, sondern zieh dein Programm für 30 Tage durch und bilde dir selbst deine Meinung.

Etappe 5: Such dir Gleichgesinnte!

Erfolgreiche Menschen und Champions (die wir alle in unserem tiefsten Inneren bereits sind) umgeben sich mit anderen, die das Leben bejahen, die erfolgreich sind und die anderen ihre Erfolgsstrategien zeigen. Und sie umgeben sich gern mit Menschen, die sich verändern wollen und die ihnen ihrerseits mit ihrer Erfahrung unter die Arme greifen können. Das wurde mir vor allem bei meiner Arbeit als Trainer klar: Jeder erfolgreiche Mensch hat Freunde und Bekannte, die ihn bei seinem Vorhaben auf irgendeine Art und Weise unterstützen. Einzelgänger sind selten erfolgreich.

Eine Challenge bestreitest du also nicht einfach so, du machst sie im Team. Aus einer kleinen Idee entstand innerhalb kürzester Zeit Deutschlands größte Low-Carb-Challenge. Tausende Menschen – einer unterschiedlicher als der andere – fanden sich zu einer großen Gemeinschaft zusammen: Mütter, Väter, Alleinerziehende, Grafiker, Künstler, Erzieher, Büroangestellte oder Selbstständige. Es waren Menschen dabei, die wollten …

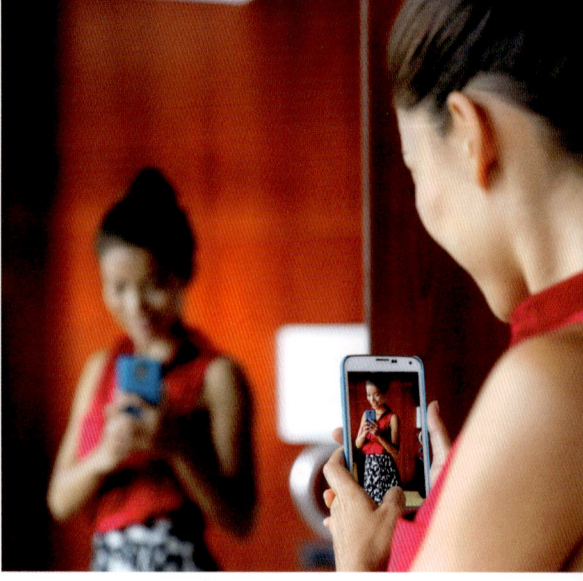

Auch du wirst irgendwann voller Stolz dein Spiegelbild betrachten können.

- seit Langem wieder unter die 100-Kilo Grenze (der UHU-Club),
- an Lebensqualität gewinnen, um ihren Kindern auf dem Spielplatz hinterherlaufen zu können,
- fitter werden, um mit ihren Enkeln noch viel zu erleben,
- ihr Kochverhalten ändern, um ihren Mann, der an Diabetes Typ 2 leidet, zu unterstützen, um noch viele schöne Momente mit ihm gemeinsam erleben zu dürfen,
- einfach mal im Urlaub eine gute Figur abgeben,
- wieder besser schlafen und das berüchtigte Mittagstief abschaffen,
- eine wunderschöne Braut sein bei der eigenen Hochzeit,
- wieder ein tolles Spiegelbild haben.

Der gemeinsame Nenner: Jeder hatte das Ziel, auf seine Art und Weise nackt besser auszusehen und sich dabei wohlzufühlen. Wenn du also in deinem Freundes- und Bekanntenkreis nicht auf die Unterstützung stößt, die du brauchst, um dein Vorhaben durchzuziehen, oder wenn du einfach das Bedürfnis hast, dich mit anderen Gleichgesinnten auszutauschen, hast du also hier die Möglichkeit, dich einer der größten Communitys im deutschsprachigen Raum anzuschließen. In unserer großen Facebook-Gruppe (www.facebook.com/groups/lowcarbchallenge.de) findest du zu fast jeder Tages- und Nachtzeit Unterstützung. Denk daran, dass dich kein Challenger im Stich lassen wird, denn jeder von ihnen weiß, dass mal der Punkt kommen kann, an dem auch er Hilfe braucht.

Die Challenge – Schritt für Schritt

Die Challenge beinhaltet drei Bereiche: Achtsamkeit, Ernährung und Bewegung. Die 30 Tage sind ein erster Schritt, wirklich etwas zu verändern, und zwar grundlegend. Je genauer du dich an den Fahrplan hältst, desto wahrscheinlicher wirst du zum Ende der 30 Tage erste positive Veränderungen spüren. Vielleicht wirst du das Leben bewusster wahrnehmen, wirst dich umsichtiger ernähren und mehr bewegen. Vielleicht stellst du Veränderungen auf der Waage oder an deinem Bauchumfang fest, hast ein verbessertes Hautbild oder spürst eine gesteigerte Lebensqualität im Alltag.

Vielleicht machst du aber auch die Erfahrung, dass Low Carb überhaupt nichts für dich ist. Es passt vielleicht einfach nicht in deinen Alltag. Wenn das der Fall ist, bin ich der glücklichste Mensch, weil ich bei dir das Bewusstsein dafür geschaffen habe, dass es so ist. Denk daran: Erfolgreiche Menschen sind nicht deshalb erfolgreich, weil sie immer alles richtig machen. Sie sind erfolgreicher als andere, weil sie schneller Entscheidungen treffen, somit mehr Hürden im Leben nehmen und häufiger auf die Nase fallen können und daraus lernen, was wohl der »richtige« Weg zum Ziel ist.

Vor allem die Ernährung nach dem 3ZMAX-Prinzip (du erinnerst dich: drei Zutaten MAXimal) bereitet vielen Menschen am Anfang Schwierigkeiten, weil sie im Grunde sehr einfach ist. Wahrscheinlich zu einfach. Das liegt wohl in der Natur des Menschen, dass er sich vieles komplizierter und schwieriger macht, als es eigentlich ist. Doch um dich nachhaltig so zu verändern, wie du es möchtest, musst du den ersten Schritt wagen. Lass uns also mit der Challenge beginnen.

Schritt 1: Übe dich in Achtsamkeit!

Ein chinesisches Sprichwort besagt:

»Achte auf deine Gedanken, denn sie werden zu deinen Worten.
Achte auf deine Worte, denn sie werden zu

deinen Handlungen.
Achte auf deine Handlungen, denn sie werden zu deinen Gewohnheiten.
Achte auf deine Gewohnheiten, denn sie werden zu deinem Charakter.
Achte auf deinen Charakter, denn er wird zu deinem Schicksal.«

Die meisten Menschen, die ich frage, wo dieser Achtsamkeitskreis beginnt, geben die gleiche Antwort: »Bei den Gedanken.« Falls dies intuitiv auch deine Antwort auf diese Frage wäre, solltest du diesen ersten Schritt der Challenge wirklich ernst nehmen. Lies dir daher das chinesische Sprichwort bitte nochmals ganz genau durch und »achte« auf die besonderen Details. Jetzt hat es bei dir wahrscheinlich klick gemacht. Nicht die Gedanken stehen an erster Stelle, sondern das Achten, die Achtsamkeit.

In der heutigen Zeit fällt es vielen Menschen schwer, sich nicht stressen zu lassen und sich dem schnell drehenden Strudel von Nachrichten, Informationen und vielen anderen täglichen Reizen zu entziehen. Das Zauberwort an dieser Stelle heißt »Entschleunigung«. Versuch, an jedem Tag der Challenge etwas Zeit für dich zu finden. Fang mit zehn Minuten täglich an. Ich meine damit NICHT, dass du in dieser Zeit Sport treibst. Tu in dieser Zeit wirklich die Dinge, die du vielleicht früher gern gemacht hast: lesen, stricken, musizieren, kochen oder einfach Zeit mit Menschen verbringen, die positiv dem Leben gegenüber eingestellt sind und mit dir nicht nur über das Wetter quatschen. Oder du nimmst dir abends fünf Minuten Zeit und lässt deinen hoffentlich erfolgreichen Tag noch einmal Revue passieren. Auch dies wirkt unheimlich entschleunigend und ist ein Schritt in Richtung mehr Achtsamkeit. Vielleicht fällt es dir am Anfang schwer, dich an Dinge zu erinnern, die an diesem Tag gut gelaufen sind. Gib nicht auf! Schon nach ein paar Tagen wird es dir leichter-

STELL DIR DIE RICHTIGEN FRAGEN

Wenn du vor einer Herausforderung stehst, versuch, der Lösung mithilfe von verschiedenen Fragen auf die Spur zu kommen. Je nachdem, in welcher Situation du dich befindest, könntest du deine Gedanken hinterfragen: Warum denke ich dies oder das? So kannst du auch deinen aktuellen Speiseplan hinterfragen: Warum esse ich das? Oder deine alltäglichen Bewegungsroutinen: Warum bewege ich mich so? Warum bewege ich mich nicht? Hast du eine Antwort gefunden und stimmt sie dich negativ, stellst du dir einfach diese Frage: Was will ich stattdessen? Und schon hast du dir ein neues Ziel gesetzt. Beim Beantworten der Frage »Was will ich stattdessen?« kannst du gern ein bisschen weiter nachdenken. Vielleicht ist »träumen« sogar das richtige Wort dafür. Wichtig nach der Träumerei ist, dass du sofort den ersten Schritt machst. Denn jede große Reise beginnt mit einem ersten kleinen Schritt.

!

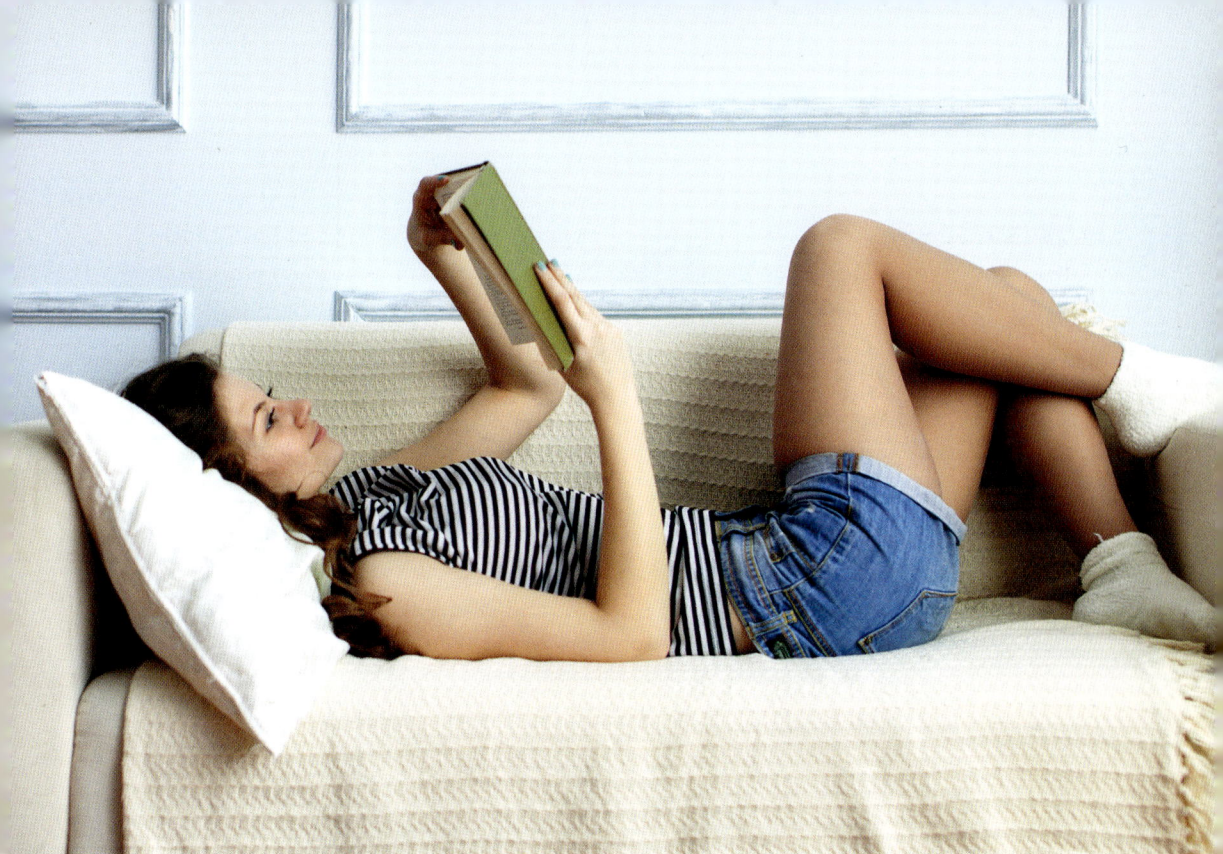

Nimm dir pro Tag mindestens zehn Minuten Zeit, um das zu tun, worauf du Lust hast, zum Beispiel mal wieder ein gutes Buch zu lesen.

fallen. Es ist toll, wenn du weißt, was dir guttut und dir Spaß macht.

Achte während der Challenge auch darauf, ob und was sich an deinen Schlafgewohnheiten ändert. Wirst du schneller müde? Wird dein Schlaf tiefer? Schläfst du mehr oder weniger? Ebenso solltest du darauf achten, wie du in bestimmten Situationen reagierst. Bist du nervlich angespannt oder kannst du die Dinge lockerer sehen? Stören dich Kleinigkeiten oder kannst du darüber hinwegsehen? Bist du schnell aufbrausend oder schaffst du es überraschend lange, freundlich zu bleiben? Wenn du damit beginnst, mehr auf deinen Körper, deine Gesundheit, dein Leben und darauf zu achten, was zwischen deinen Ohren passiert, wirst du ungeahnte Wendungen in deinem Leben erfahren.

Entdecke das Engelsquadrat

Jeder von uns kennt einen Teufelskreis in seinem Leben. Aber hast du schon mal darauf geachtet, ob es auch ein Gegenteil davon gibt? Was ist das Gegenteil von einem Teufelskreis? In einem Coaching (danke, liebe Leonie) lernte ich das Engelsquadrat kennen. Dieses Phänomen verfolgte mich lange Zeit, bis ich das Geheimnis entschlüsselte. Lass mich dir zeigen, was ich damit meine.

Ein Quadrat hat bekanntlich vier Ecken. Die vier Ecken stehen für vier Fragen, deren Antworten ich jeden Abend in ein kleines Buch schreibe. Diese Antworten geben mir jeden Morgen die Power, wie ein Engel hoch in die Lüfte zu steigen und loszufliegen. Ich gebe diese Fragen gern an dich weiter und würde mich freuen, wenn du sie zumindest während der Challenge ebenfalls anwendest.

Ecke 1: Wofür bin ich an diesem Tag dankbar?

Nimm dir einen Moment Zeit, über deinen Tag nachzudenken, und schreib dir als Erstes einen Tageserfolg auf.

1. Was ist an diesem Tag besonders gut gelaufen?
2. Wofür bin ich dankbar?
3. Wobei war ich erfolgreich?

Beispiele hierfür sind:

- Ich habe eine Hauptmahlzeit nach dem 3ZMAX-Prinzip gegessen.
- Ich habe mir für die nächsten drei Tage das Mittagessen vorgekocht.
- Ich habe heute zum ersten Mal ein bestimmtes Gemüse/Lebensmittel probiert.
- Ich habe mein Fitnesstraining absolviert.
- Ich habe einen tollen Tag mit meinen Kindern verbracht.

Ecke 2: Warum ist das ein Erfolg?

Tauche in das Erfolgserlebnis tiefer ein und mach dir bewusst, welche Vorteile dieser Erfolg hat. Beispiele hierfür sind:

Dieser Tag war erfolgreich, weil ...

- ich mehr Gemüse und somit Vitamine und Mineralstoffe gegessen habe als sonst, was meinen Körper dabei unterstützt, mein überschüssiges Körperfett »abzuschütteln«.
- ich mir die nächsten drei Tage viel Zeit spare, wenn ich nicht jeden Tag in der Küche stehen, kochen und im Anschluss alles putzen muss.
- ich aus meiner Komfortzone getreten bin und neue Erfahrungen gesammelt habe.
- mein Körper durch das Training Reize erfahren hat, die ihm dabei helfen, aktiv zu bleiben.
- ich mit meinen Kindern viel lachen konnte.

Ecke 3: Wie kann ich diesen Erfolg ausweiten?

Erfolg macht süchtig. Noch süchtiger nach Erfolg wirst du, wenn du ihn schriftlich festhältst. Daher solltest du bei diesem Schritt Ideen und Möglichkeiten aufschreiben, wie du diesen Erfolg ausbauen kannst. Beispiele hierfür sind:

- Ich werde zwei Hauptmahlzeiten nach dem 3ZMAX-Prinzip essen.
- Ich werde mir für die nächsten drei Tage wieder etwas vorkochen.
- Ich probiere mal, Tofu statt Fleisch zu essen.
- Ich werde mein Fitnesstraining um eine Übung ergänzen.
- Wir unternehmen einen Ausflug an einen Ort, den die Kinder schon lange besuchen wollten.

Ecke 4: Was ist mein nächster, konkreter Schritt?

Die Beantwortung dieser Frage ist der letzte und wichtigste Schritt. Er macht das Engelsquadrat vollkommen. Beispiele hierfür sind:

- Ich werde mehr frisches Gemüse (oder Tiefkühlgemüse) bei meinem nächsten Einkauf in den Einkaufskorb legen.
- Ich plane mir ein wöchentliches Zeitfenster ein, um Essen vorzukochen.

- Ich suche mir neue Rezepte mit Tofu, die ich ausprobieren und vorkochen kann.
- Ich probiere einen neuen Sport aus und schaue, wie er mir gefällt.
- Ich beobachte die Kinder und finde heraus, was ihnen besonders Spaß machen würde.

Speziell die vierte Ecke ist magisch. Nur durch die Beantwortung dieser vierten Frage weißt du am nächsten Tag ganz genau, was zu tun ist.

Starte noch heute mit diesem Erfolgstagebuch! Nimm dir gleich heute Abend fünf Minuten Zeit und fang an, die vier Fragen anhand eines Erfolgs von heute zu beantworten. Wiederhole das für die nächsten sieben Tage. Frag dich heute am ersten Tag nach einem Erfolg und beantworte hierzu die drei weiteren Fragen. Morgen wiederholst du das Frage-und-Antwort-Spiel mit zwei Tageserfolgen. Das Ganze erweiterst du täglich bis zum fünften Tag. Von da an schreibst du in dein Erfolgstagebuch jeden Tag fünf Tageserfolge. Die meisten Menschen macht dieses Ritual bereits nach kurzer Zeit süchtig. Süchtig nach Erfolg, Zufriedenheit und Spaß im Leben.

Schritt 2: Ernähre dich vollwertig!

Du hast dich sicher bereits gefragt: Wann erhalte ich endlich meinen Essensplan für die nächsten Tage? Was darf ich jetzt überhaupt noch essen? Doch es ist gut, dass du so geduldig warst – wenn nicht gar »achtsam«. Wenn du dir genug Zeit genommen hast und die Punkte aus dem NGA-Fahrplan nicht nur überflogen hast, hast du mit hoher Wahrscheinlichkeit eine deutlich bessere Ausgangsposition, diesmal endlich erfolgreich zu sein und deinem Traumkörper tatsächlich einen großen Schritt näher zu kommen. Dann sitzt dein Fundament und du kannst dich den ersten einfachen praktischen Aufgaben widmen.

Bevor wir zum Baustein Ernährung kommen, möchte ich dir einen wichtigen Tipp geben: Sei geduldig. Rom ist auch nicht an einem Tag erbaut worden. Und genauso sind die Probleme, die du im Moment mit deinem Körper hast, nicht innerhalb von ein paar Tagen oder Wochen entstanden. Gib dir Zeit, neue Gewohnheiten Schritt für Schritt zu lernen und zu entdecken. Diese 30 Tage sind ein erster Schritt, wirklich etwas zu verändern – und zwar grundlegend. Je genauer du dich an den Fahrplan der Low-Carb-Challenge hältst, desto wahrscheinlicher wirst du zum Ende der 30 Tage erste positive Veränderungen spüren. Vielleicht wird deine Waage eine kleinere Zahl anzeigen, vielleicht wird dein Bauchumfang geringer oder dein Hautbild besser – vielleicht ist die größte Veränderung, die du spürst, aber auch die gesteigerte Lebensqualität im Alltag.

Gutes Essen versus schlechtes Essen

Die heimlichen Dickmacher kennen wir alle: Schokoriegel, Gummibärchen, Energydrinks, Fast Food, Tiefkühlpizza, Chips. In Bezug auf die Ernährung ist der erste Schritt in die richtige Richtung, dir wirklich bewusst zu werden, welche Dickmacher auf deinem täglichen Speiseplan stehen. Setz dich mit den Lebensmitteln auseinander, die du einkaufst. Wenn du dir ein neues Hobby suchst, schaust du dir auch Videos dazu an oder liest ein Buch darüber. Genauso bewusst solltest du dich mit deinem Essen und deinen Trinkgewohnheiten befassen. Im Inneren weißt du wahrscheinlich bereits, welche Nahrungsmittel deinem Körper guttun und welche dir zwar ein kurzes Glücksgefühl verschaffen, dich aber nicht wirklich mit gesunden Nährstoffen versorgen. Was du weiterhin konkret über Lebensmittel wissen musst, steht auf den Verpackungen.

- Wähle mehr Gemüse und Obst – am besten mehr Gemüse als Obst, denn Obst kann reich an Fruchtzucker sein. So bist du ausreichend mit Mineralstoffen, Vitaminen und Spurenelementen versorgt, die deinen Stoffwechsel auf Hochtouren bringen.
- Gute, satt machende Eiweißquellen sind Fisch, Fleisch, Tofu, Eier und Milchprodukte.

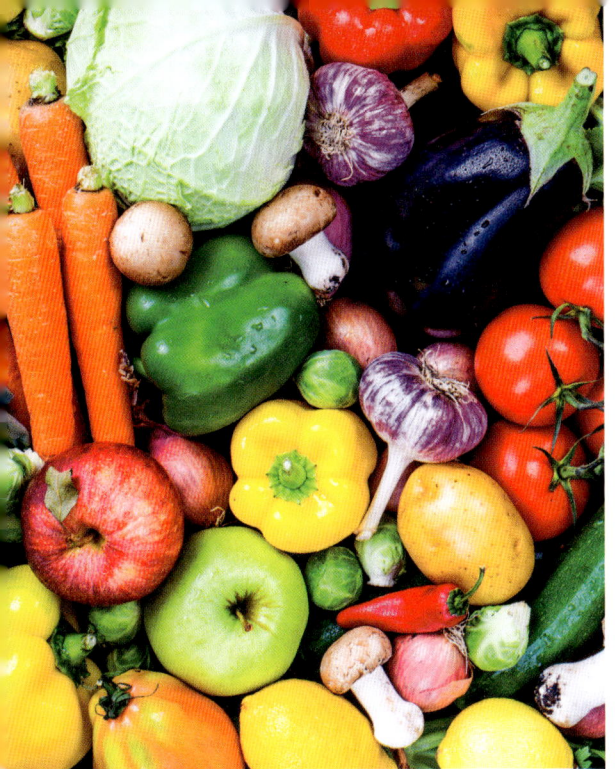

(Kräuter-)Tee. Versuch, mindestens zwei Liter täglich zu trinken. Du wirst während der 30-Tage-Challenge wahrscheinlich mehr Durst als üblich verspüren – hör auf dein Körpergefühl!

Du brauchst zunächst keine Apps oder anderen Schnickschnack, wenn du fitter und gesünder werden möchtest. Das Wichtigste ist die richtige Verteilung von Eiweiß, Kohlenhydraten und Gemüse auf deinem Teller. Wie dieser Teller bei deiner Ernährung aussehen darf, erfährst du ab Seite 49.

Kohlenhydrate und Zucker

Für welche Art von Essen sind wir eigentlich geschaffen? Wir hatten es bereits angerissen mit der Ernährung unserer Vorfahren, der Steinzeitmenschen. Der Mensch entwickelte sich über Millionen von Jahren zum Jäger und Sammler, ohne dass Kohlenhydrate großartig zum Speiseplan gehörten. Wir aßen die Nahrungsmittel, die uns die Natur lieferte. Wir jagten, fingen Fische und sammelten alles Essbare, das wir finden konnten. Nudeln, Brot und Co. kamen unter diesen Nahrungsmitteln nicht vor.

All diese Nahrungsmittel kennen wir erst seit knapp 10 000 Jahren, als sich langsam die moderne Landwirtschaft entwickelte. In diesem – evolutionär gesehen – sehr kurzen Zeitraum können sich Gene nur sehr begrenzt an äußere Bedingungen wie eine veränderte Ernährungswelt anpassen.

Bereichere deinen täglichen Speiseplan mit viel Gemüse – je bunter dein Teller, desto besser.

- Gesunde Fettquellen sind beispielsweise Olivenöl, Kokosöl, Leinsamen, Chiasamen oder Nüsse. Aber auch ganz normale Butter, bevorzugt in Bioqualität, ist gesund, solange du sie in Maßen zu dir nimmst oder keine Laktoseunverträglichkeit hast.
- Abhängig vom persönlichen täglichen Kohlenhydratverzehr können Linsen, Quinoa, Couscous, Amaranth oder Reis Beilagen in geringen Mengen darstellen.
- Zu vermeiden sind Nahrungsmittel wie Zucker, Fertigprodukte, abgepackte Säfte und Softdrinks sowie stark verarbeitete pflanzliche Fette.
- Denk daran: Du bist auch, was du trinkst! Sowohl die Art der Flüssigkeit als auch die Menge ist äußerst wichtig für eine gesunde Ernährung. Trink ausreichend Wasser und ungezuckerten

In den 80er-Jahren des letzten Jahrhunderts packte die westliche Welt die Angst vor dem Fett. Fettarme Produkte sprossen wie Pilze aus dem Boden. Jedoch machte man die Rechnung ohne die Kohlenhydrate. Denn wer weniger Fett isst, muss mehr Kohlenhydrate essen, um sich satt und zufrieden zu fühlen. Zu dieser Zeit begann eine schlimme, sich stark ausbreitende Epidemie: Übergewicht und Fettsucht (Adipositas). Diese Epidemie hält nicht nur noch immer an, sie zeigt eigentlich erst jetzt ihr wahres Ausmaß.

Das Land, das darunter derzeit am meisten leidet, sind die USA. Das liegt daran, dass der Low-Fat-Wahn dort seinen Anfang nahm und nach wie vor die größte Popularität genießt. Studien bestätigen, dass der Anteil an fettleibigen und übergewichtigen Menschen auf der ganzen Welt seit den 80er-Jahren sprunghaft angestiegen ist – das betrifft sowohl Industrie- als auch Entwicklungsländer. Besonders erschreckend: Deutschland gehört – neben den USA, China und Indien – zu den zehn Ländern, in denen über die Hälfte der weltweit übergewichtigen Menschen leben.

Heute ist längst klar: Angst vor echten Lebensmitteln mit natürlichem Fettgehalt zu schüren, war ein großer Fehler! Das Problem sind somit die Kohlenhydrate aus Zucker und Stärke in Kombination mit Fett und Salz. Dazu musst du wissen: Durch deinen Körper strömen etwa fünf bis sechs Liter Blut. In dieser Blutmenge ist gerade mal ein leicht gehäufter Teelöffel Zucker enthalten. Das ist der Blutzucker, von dem immer alle sprechen. Warum ich dir das erzähle? Damit du ein Gefühl dafür bekommst, wie wenig Zucker in deinem Blut ist. Nur die geringste Abweichung vom Blutzuckerspiegel durch eine Mahlzeit oder durch Hunger löst deshalb Reaktionen aus. Der Körper holt sich Hilfe. Und hier kommt das körpereigene Hormon Insulin ins Spiel. Alle verdaulichen Kohlenhydrate werden im Darm in einfachste Kohlenhydrate umgewandelt. Es entsteht die sogenannte Glukose (Traubenzucker). Der Einfachheit halber nennen wir sie mal Zucker. Glukose wird über den Darm absorbiert (aufgenommen) und gelangt danach ins Blut, um transportiert werden zu können. Dadurch erhöht sich der Blutzuckerspiegel. Das wiederum regt die Produktion des Hormons Insulin in der Bauchspeicheldrüse an. Insulin ist für das Speichern der überschüssigen Nährstoffe in deinen (Fett-)Zellen verantwortlich, das heißt solcher Nährstoffe, die nicht zur Energiegewinnung benötigt werden. Dabei handelt es sich um einen aufbauenden Prozess. Baut dein Körper allerdings etwas auf, kann er nicht gleichzeitig etwas abbauen. Durch ständige Schwankungen des Insulinspiegels kann es nach einiger Zeit zu »Mangelerscheinungen« an Nährstoffen kommen, sodass sich dadurch Gefühle wie Hunger oder auch Heißhunger auf Süßes einstellen können. Hier beginnt der gefährliche Teufelskreis: Durch den Heißhunger wird wieder gegessen – aufgrund des starken Hungergefühls oft eine große Menge über den Appetit hinaus. Und nach dem Essen geht das ganze Spiel von vorn los. Ein Kreislauf, der früher oder später zur Entwicklung von Übergewicht und Diabetes führen kann.

Eine reduzierte Aufnahme von Kohlenhydraten über den Tag hinweg verringert und stabilisiert hingegen den Blutzuckerspiegel. Weniger Zucker im Blut bedeutet, dass weniger Insulin produziert und freigesetzt wird. Weniger Insulin im Blut wiederum erhöht das Freisetzen von Fett aus den Fettspeichern und die Fettverbrennung.

Der NGA-Ernährungsplan erleichtert es deinem Körper, seine Fettreserven zu verwenden. Der Grund ist dir jetzt klar geworden: Du verhinderst die Freisetzung von Fetten zur Energiegewinnung nicht mehr durch einen zu hohen Insulinspiegel. Die geringen Blutzuckerschwankungen sind wohl der Grund dafür, dass du dich länger satt und somit zufrieden fühlen wirst. Studien belegen, dass sich die Kalorienaufnahme bei einer kohlenhydratreduzierten Ernährungsweise langfristig automatisch verringert.

Low Carb und das 3ZMAX-Prinzip

Was haben wir gelernt? In unserer heutigen Zeit sind Kohlenhydrate der Hauptenergielieferant für all deine Bewegungen und das Funktionieren deines gesamten Körpers. Wenn du deinen Kohlenhydratverzehr reduzierst, indem du ballaststoffreiches (und energiearmes) Gemüse und gesunde Fette verzehrst, wird dein Körper beginnen, Fett (das Körperfett miteingeschlossen) anstatt

der Kohlenhydrate als primäre Energiequelle zu nutzen. Unser Gehirn und unser Körper können mit gesunden Fetten – vor allem aus Pflanzenölen wie Oliven-, Raps-, Lein- oder Walnussöl sowie fettem Seefisch – sehr gut mit Energie versorgt werden. Ganz speziell profitieren Menschen mit wenig Bewegung im Alltag von einer kohlenhydratreduzierten Ernährung.

Hartnäckig hält sich der Mythos, dass Kohlenhydrate unbedingt lebensnotwendig sind. Das ist absoluter Quatsch! Kohlenhydrate zu essen, um fitter zu sein und mehr Energie zu haben, ist so, als würde man Kaffee trinken, um nicht schlafen gehen zu müssen. Ein ausgewogenes Gleichgewicht aus Vitaminen und Mineralstoffen (aus Gemüse, wenig Obst und Kräutern), Eiweiß (aus Eiern, Sojaprodukten, Fleisch, Fisch und Milchprodukten), gesunden Fetten, Ballaststoffen (aus Gemüse und Vollkornprodukten) und natürlichen Kohlenhydraten (aus Hülsenfrüchten, Obst und Vollkornprodukten) erlaubt stattdessen deinem Körper, überschüssiges Körperfett zu verbrennen und deinen Energielevel konstanter zu halten. Aus und vorbei mit Heißhunger und einem ständigen Hungergefühl!

Das 3ZMAX-Prinzip eignet sich hervorragend für Menschen, die mit Low Carb starten wollen, aber bisher wenig Erfahrung damit haben. Ebenso kommt es für all diejenigen infrage, die mit kohlenhydratarmer Ernährung bereits erste Erfolge verbuchen konnten, jetzt allerdings einen neuen Anlauf brauchen, um wieder zu starten und zurück in die »Low-Carb-Spur« zu kommen.

Das »Geheimnis« dieses Prinzips ist seine Einfachheit, getreu dem Motto: »Keep it simple« – mit dem geringsten Aufwand maximalen Erfolg rausholen. Hört sich gut an, oder? Aber versteh mich nicht falsch! Du sollst und musst dieses 3ZMAX-Prinzip nicht für immer oder die gesamte Zeit der Challenge einhalten. Du solltest es aber zumindest für den Zeitraum der Challenge schaffen, deine Kohlenhydrate zu reduzieren und Zucker und Weißmehl – das sind sogenannte schnelle Kohlenhydrate, die den Blutzucker im Nullkommanichts hochzischen lassen und schnell wieder Hunger machen – absolut zu meiden. Wenn du nach ein paar Tagen oder den ersten Wochen merkst, dass sich durch das 3ZMAX-Prinzip Dinge in deinem Leben zu verändern beginnen, hast du fast schon gewonnen. Mit 3ZMAX wird es dir leichtfallen, erste schnelle Erfolge zu erzielen. Und was ist eine bessere Motivation als Erfolg?

Es gibt zwei Wege, wie du dich an das Low-Carb-Leben herantasten kannst:

- **Möglichkeit 1 – der radikale Weg zu Low Carb:** Mit dem ersten Challenge-Tag beginnst du sofort, deine Kohlenhydrate auf ein Minimum zu reduzieren, sodass du 50 Gramm oder weniger am Tag zu dir nimmst. Das schaffst du einfach, indem du drei Hauptmahlzeiten isst und dich an das 3ZMAX-Prinzip hältst. Hast du das Gefühl, dass diese Art von Low-Carb-Ernährung nicht in deinen Alltag passt und für dich nicht allzu praktikabel ist, erhöhst du die Kohlenhydrate wieder täglich in kleinen Schritten.

- **Möglichkeit 2 – der schrittweise Weg zu Low Carb:** Am ersten Challenge-Tag nimmst du bereits etwas weniger Kohlenhydrate zu dir und reduzierst sie von da an langsam, aber täglich. Dafür solltest du dich mit den Nährwertangaben jedes Lebensmittels etwas auseinandersetzen und um große Kohlenhydratquellen möglichst einen Bogen machen. Wenn du merkst, dass diese Art von Low Carb für dich gut passt und du es täglich gut umsetzen kannst, reduzierst du die Kohlenhydrate täglich weiter in kleinen Schritten.

Ich kann dir keine Empfehlung geben, welcher der beiden Wege für dich besser ist. Du solltest dabei nach deinem eigenen Bauchgefühl entscheiden. Wenn du konsequent dranbleibst, führen mit Sicherheit

POSITIVE NEBENWIRKUNGEN
Studien konnten bestätigen, dass während einer kalorienreduzierten Low-Carb-Ernährung nicht nur das Körpergewicht sinkt, sondern auch Blutdruck, Blutzucker und Blutfett deutlich bessere Werte aufweisen. Ein ruhiger Magen und weniger Heißhunger auf süße Speisen sind andere angenehme Nebenwirkungen.

beide Wege zu einem guten Ergebnis. Meine Erfahrung ist: Mit beiden Methoden pendelt sich die tägliche Aufnahme von Kohlenhydraten sehr oft bei 100 bis 150 Gramm ein. Das entspricht auch etwa meiner Empfehlung: Bei moderatem Bewegungsumfang (ein bis zwei Trainingseinheiten pro Woche) ist es ratsam, 150 Gramm oder weniger an hochwertigen und nährstoffreichen Kohlenhydraten pro Tag zu essen. Das hört sich nach weniger an, als es tatsächlich ist. Werden nämlich Brot, Nudeln und Süßigkeiten aus dem täglichen Speiseplan entfernt, bleiben in Form von Gemüse immer noch unzählige Möglichkeiten, diese Grenze auszuschöpfen. Zum Vergleich: Eine Portion Nudeln (100 Gramm) hat etwa 28 Gramm Kohlenhydrate, eine Portion Kartoffelpüree (100 Gramm) dagegen gerade mal die Hälfte. Und dabei gelten Kartoffeln als kohlenhydratreiches Gemüse.

Weniger als 100 oder gar 50 Gramm Kohlenhydrate pro Tag zu sich zu nehmen, kann auch durchaus sinnvoll sein. Gerade bei Menschen, die stark übergewichtig sind, an Diabetes mellitus Typ 2 oder Epilepsie leiden, kann sich dies positiv auswirken. Wer solche Krankheiten hat, sollte aber beachten, dass solch starke Veränderungen der Essgewohnheiten immer mit dem Arzt abzusprechen sind.

Ich habe einige Menschen, die sich bereits seit längerer Zeit kohlenhydratarm ernähren, gefragt, was für sie Low Carb bedeutet. Mich persönlich motivieren diese Antworten sehr. Sie zeigen mir, dass der von mir

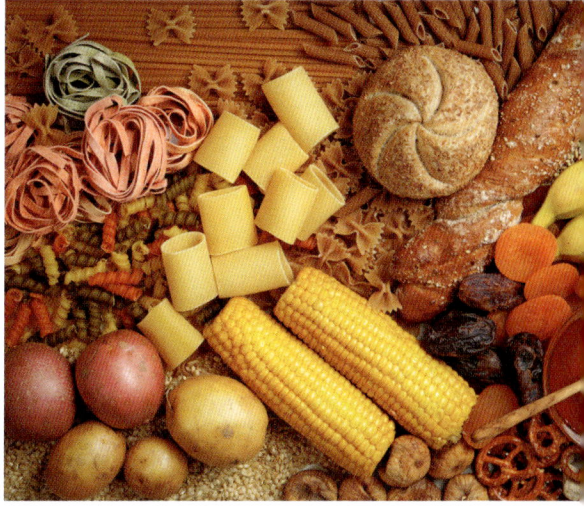

Diese kohlenhydratreichen und stärkehaltigen Lebensmittel solltest du möglichst stark reduzieren oder sogar für eine bestimmte Zeit komplett weglassen.

eingeschlagene Weg für viele sinnvoll ist. Ich lese aus all den Zeilen nicht nur Erfolge heraus, ich spüre darin auch Stolz, Mut und mehr Spaß am Leben. Aber sieh selbst, welche Antworten mich erreicht haben. Die besten habe ich hier für dich zusammengefasst:

Low Carb ist …
- »endlich wieder einen Lichtblick am Horizont zu sehen.«
- »wenn es beim ersten Anlauf nicht geklappt hat, dranzubleiben und doch Erfolge zu feiern.«
- »einfach anders und vor allem einfacher, als man denkt.«
- »wenn sich das Lebensgefühl ändert.
- »keine epileptischen Anfälle mehr zu haben und die Tabletten reduzieren zu können.«

- »eine Ernährungsumstellung, die der ganzen Familie guttut. Mein Körper und meine Haut danken es mir.«
- »die Lust auf gesundes Kochen und Backen wieder entdeckt zu haben.«
- »wenn man tagsüber nicht mehr so müde ist.«
- »das Grinsen in meinem Gesicht, wenn ich den Gürtel ein Loch enger schnallen kann.«
- »sich wohl und besser zu fühlen.«
- »wenn man plötzlich öfter hört: ›Bist du das wirklich? Ich habe dich erst gar nicht erkannt.‹«
- »wenn meine Wirbelsäule und meine Gelenke Danke sagen, dass sie nicht mehr so viel tragen müssen.«
- »wenn du beim Orthopäden sitzt und über LWS-Schmerzen klagst und ich auf seine Aufforderung hin den Boden ohne Probleme mit den Fingerspitzen berühre. Ich hatte das davor noch nie geschafft. So cooooooool!«
- »wenn man Shorts vor den Ferien eine Nummer kleiner kaufen kann und die dann in den Ferien zu groß sind.«
- »wenn dir plötzlich der Baumwollanteil in deiner Jeans wieder wichtiger als der Elastananteil ist.«
- »sich wieder gern im Spiegel anzusehen.«
- »viel weniger Kopfschmerzen und dafür mehr Energie zu haben.«
- »wenn du so viel wiegst wie vor 20 Jahren.«
- »wenn man nicht mehr darüber nachdenken muss, wann die Beinbeschwerden wiederkommen.«
- »meine Rettung vor dem Jo-Jo-Frust.«

Anfängliche Nebenwirkungen

Natürlich kann es auch sein, dass du ein paar Nebenwirkungen zu spüren bekommst. Wenn du von heute auf morgen aufhörst, Zucker und stärkehaltige Lebensmittel wie Nudeln, Brot, Mais oder Kartoffeln zu essen, können die Symptome anfangs denen eines kalten Entzugs ähneln. In dieser starken Form ist das allerdings nur bei den wenigsten Menschen zu beobachten.

Eine kohlenhydratreiche Ernährung kann zudem die Wassereinlagerung in deinem Körper erhöhen. Wenn du deine Kohlenhydratzufuhr nun reduzierst, wird überschüssiges Wasser über die Nieren ausgeschieden. Das könnte in der ersten Woche dazu führen, dass du dehydrierst (»austrocknest«), bevor sich dein Körper angepasst hat. Ein kurzzeitig vermehrter Salzkonsum kann daher sinnvoll sein.

Die meisten Menschen nehmen die Nebenwirkungen nur wenig wahr und wenn, dann nur ein paar Tage. Es kann aber durchaus sein, dass du in der ersten Woche mit der einen oder anderen Nebenwirkung konfrontiert wirst. Aber keine Sorge! Sobald dein Körper beginnt, sich anzupassen, und der »Fettverbrennungsofen« auf Touren kommt, klingen die Nebenwirkungen ziemlich schnell wieder ab. Das können zum Beispiel sein:

- (leichte) Kopfschmerzen,
- Müdigkeit,
- Schwindel,
- Herzklopfen,
- Nervosität/Reizbarkeit.

Ich habe auch einige Menschen kennengelernt, die ihre Kohlenhydratzufuhr nach und nach verringert haben, um die genannten Nebeneffekte zu minimieren. Für die meisten wird es aber sehr viel besser sein, die Aufnahme von Zucker und stärkehaltigen Lebensmitteln sofort stark zu reduzieren. Die Kilos in Form von Wasser, die du zu Anfang verlieren wirst, sind auch eine tolle Motivation, um an deiner persönlichen Veränderung weiter dranzubleiben. Nur: Wie weit solltest du gehen? Das ist eine sehr gute Frage, die du dir nur selbst beantworten kannst. Je weniger Zucker und stärkehaltige Lebensmittel du essen wirst, desto positiver wird sich das auf deinen Blutzuckerspiegel und somit langfristig auf dein Körpergewicht und somit deine Gesundheit auswirken.

Ich empfehle dir daher, den NGA-Ernährungsplan so konsequent wie nur irgendwie möglich einzuhalten, zumindest während deiner 30-Tage-Low-Carb-Challenge. Wenn sich deine ersten Erfolge einstellen und du mit deinem Ergebnis zufrieden bist, kannst du wieder beginnen, beim Essen und Trinken etwas lockerer zu werden (falls du das dann überhaupt noch willst).

Schritt 3: Bring Bewegung in dein Leben!

Der dritte Teil der Challenge dreht sich um dein neues Körpergefühl, unabhängig von der Ernährung. Über 55 Prozent der ersten 400 Challenge-Teilnehmer haben mit dem Start der Low-Carb-Challenge mehr Sport getrieben als sonst. Das bedeutet für dich: Fang an, dich wieder mehr zu bewegen, und genieße Stück für Stück mehr Leichtigkeit in deinem Leben. Ich spreche an dieser Stelle noch nicht von Sport oder Training. Im Trainingsteil dieses Buches (ab Seite 108) werde ich dir einen einfachen Einsteigertrainingsplan mit zwei elementaren Grundübungen, der Kniebeuge und dem Unterarmstütz, vorstellen – die du übrigens nur mit deinem eigenen Körpergewicht machen kannst. Zusammen mit einer dritten einfachen Übung, dem Seilspringen, ergeben sich daraus durch verschiedene Kombinationen kurze Trainingseinheiten. Ich empfehle dir allerdings, zunächst ohne den Bewegungsteil zu starten und dich auf die ersten zwei Schritte zu konzentrieren. In das Training kannst du zu einem späteren Zeitpunkt einsteigen.

NIMM ETWAS MEHR ALS SALZ

Du kannst die Nebenwirkungen auf ein Minimum reduzieren, indem du mehr trinkst und deinen Salzkonsum KURZZEITIG etwas erhöhst. Das kannst du auch ganz leicht kombinieren, indem du alle paar Stunden eine Brühe löffelst. Genauso gut kannst du aber ein paar Gläser Wasser mehr trinken und deine Mahlzeiten in den ersten Tagen der Umstellung etwas stärker salzen.

!

BEWEGUNG GEGEN STRESS

Studien zufolge ist Bewegung ein ideales Anti-Stress-Mittel und tatsächlich die beste Methode, um gesund zu bleiben. Mangelnde Bewegung führt langfristig zu einer schlappen Muskulatur, die vor allem in Verbindung mit Übergewicht in einem Diabetes mellitus Typ 2 enden kann – einem »selbst gemachten« Altersdiabetes.

Mit mehr Bewegung meine ich an dieser Stelle, die vielleicht abhandengekommene natürliche Bewegung wieder in deinen Alltag zu integrieren: Treppe steigen statt Aufzug fahren; zwei Haltestellen mit dem Fahrrad zurücklegen statt den ganzen Arbeitsweg mit Bus oder Bahn; Fangen spielen mit den Kindern, statt ihnen nur dabei zuzusehen; die Wohnung selbst putzen, statt sie putzen zu lassen (ja, auch das ist Bewegung!). Versuch es doch auch mal mit einem Stehpult in der Arbeit. Wenn du einen Bürojob hast, bei dem du acht Stunden pro Tag nur sitzt, tust du bereits jede Menge dafür, dein Leben um kostbare Zeit zu verkürzen.

Bereite dich auf die 30-Tage-Challenge vor

Entrümple zunächst deine Speisekammer! So wie der Mönch aus der Geschichte von Seite 16 dem Professor empfohlen hat, seine Tasse zu leeren, so empfehle ich dir, deine Speisekammer zu bereinigen. Du

möchtest deinen Erfolg mit dem NGA-Ernährungsplan maximieren? Besonders wenn es dir anfangs sehr schwerfallen sollte, Heißhunger und Zuckerattacken in den Griff zu bekommen, ist es gut, einen klaren Schlussstrich zu ziehen: Wirf alle zucker- und stärkehaltigen Lebensmittel, Light-Produkte und all die Sachen, die dich verführen und nicht in den NGA-Ernährungsplan passen, in die Tonne, spende sie den Tafeln oder verbanne sie für die nächsten 30 Tage an einen Ort, an den du nicht rankommst. Die folgenden »Nahrungsmittel« solltest du während der Challenge unbedingt meiden:

- Zucker
- Mehl
- sämtliche Nudelarten
- Margarine
- Fertigsoßen, Ketchup, Mayonnaise
- Süßigkeiten
- Kartoffelchips
- Kekse und Gebäck
- Säfte und Softdrinks
- Eis
- Fertigprodukte wie Tiefkühlpizza

Als die ersten Challenge-Teilnehmer Bekanntschaft mit dem 3ZMAX-Plan machten, kamen viele Fragen auf: Kann ich dieses oder jenes Eiweißbrot kaufen? Was mache ich mit Mandelmehl? Ist es in Ordnung, wenn ich täglich 76,291 Gramm Kohlenhydrate esse? Das zeigte mir leider wieder einmal, wie stark viele Menschen von Diäterfahrungen geschädigt sind. Ich gebe dir eine ganz einfache, ehrliche Antwort auf diese Art Fragen: Ich habe keine

Ahnung, was deine individuelle Lösung ist! Dafür kenne ich dich nicht gut genug. Ich weiß allerdings sehr genau, dass du mit wenig Aufwand großen Nutzen schaffen kannst. Dafür musst du dich nur auf die Grundlagen zurückbesinnen. Du sagtest ja bereits, dass du darauf Lust hast, oder? Wenn dir das 3ZMAX-Prinzip für den Anfang zu schwierig erscheint, beginne damit, nur einen Tag danach zu essen und zu trinken, oder halte dich vielleicht sogar erst einmal nur bei einer Mahlzeit am Tag daran.

Der Challenge-Teller

Jetzt wird es konkret! Um es dir einfacher zu machen, ist die Angabe, wie die Lebensmittel auf deinem Teller verteilt werden sollten, ideal. Das ist keine Erfindung von mir, sondern eine offizielle Empfehlung zahlreicher Ernährungsexperten. Wir nennen unseren Teller einfach den Challenge-Teller. Die Auswahl der Lebensmittel darauf kann nach dem 3ZMAX-Prinzip erfolgen. Der Teller wird in drei Anteile unterteilt, nämlich in einen Eiweiß-, einen Gemüse- und einen Kohlenhydratanteil. Die Prozentangaben beziehen sich dabei jeweils auf die Menge, nicht auf den Energieanteil.

Die Lebensmittel bei den Prozentangaben sind nur eine kleine Auswahl für dich, welche Gemüse, Eiweiße und Kohlenhydrate du kombinieren kannst, aber längst nicht alles, was du essen kannst. Eine ausführlichere Liste findest du auf den Seiten 50 bis 53. Mit der Zeit wirst du sicherer und freier, was die Auswahl deiner Lebensmittel angeht. Die Verteilung auf dem Challenge-Teller sollte wie folgt aussehen:

40–50 Prozent eiweißhaltige Lebensmittel:
Fleisch, Fisch, Sojaprodukte, Milchprodukte wie Hüttenkäse oder (Mager-)Quark, Eier, Käse

40–50 Prozent Gemüse:
Aubergine, Blumenkohl, Brechbohnen, Brokkoli, Erbsen, Gurke, Karotten, Paprika, Pilze, Spargel, Spinat, Tomaten, Zucchini, Zwiebeln

10–20 Prozent Kohlenhydrate:
Amaranth, Couscous, Hülsenfrüchte wie Bohnen, Kartoffeln, Quinoa, Reis, Süßkartoffeln

Plus gesunde Fette (1–2 EL pro Mahlzeit):
Avocado, Butter, Chiasamen, Kokosöl, Leinsamen, Nüsse, Oliven, Olivenöl

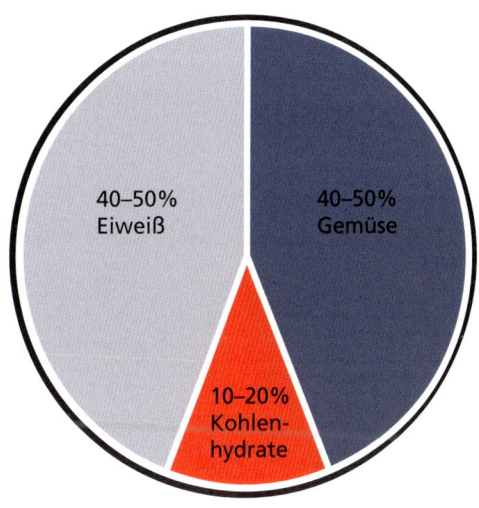

Fette sowie die selbst gemachten »Soßen und Dressings« (Rezepte ab Seite 98) darfst du ebenfalls zu dir nehmen. Ich nenne sie Freebies. Das heißt, sie zählen zu den drei Zutaten, die auf einem Teller liegen, nicht dazu. Bitte verwende aber qualitativ hochwertige Fette und schütte das Olivenöl auch nicht literweise über das Essen. Genauso wie die Fette sind Gewürze wie Schnittlauch, Basilikum, Petersilie und auch getrocknete Kräuter frei verwendbar. Sie gelten nicht als Zutaten im Rahmen des 3ZMAX-Prinzips.

Im Folgenden sind noch zahlreiche weitere Lebensmittel aufgeführt, mit denen du deinen Ernährungsplan vervollständigen und abwechslungsreicher gestalten kannst. Viel Spaß beim Auswählen und Kochen!

Eiweiß

Eier, Geflügel, Fleisch, Fisch, Milchprodukte, Soja und Tofu können beinahe die Hälfte deiner Mahlzeit ausmachen. Wichtig ist, darauf zu achten, dass die Produkte möglichst biologisch oder zumindest hochwertig in der Qualität sind. Denk dran: Du bist, was du isst! Gute Eiweißquellen sind:

- Eier
- Ente
- Forelle
- Gans
- Garnelen
- Hackfleisch
- Heilbutt
- Hering
- Hühnchen
- Hüttenkäse
- Kalb
- Karpfen
- Käse
- Lachs
- Lamm
- (Mager-)Quark
- Makrele
- Reh
- Rind
- Schwein
- Thunfisch
- Truthahn
- Wels
- Ziege

Gemüse

Wenn es ums Gemüse geht, kannst du dich reichlich bedienen. Je bunter dein Teller aussieht, desto besser. Achte darauf, möglichst regional und saisonal einzukaufen und trotzdem zu variieren.

- Auberginen
- Blumenkohl
- Brokkoli
- Fenchel
- grüne Bohnen
- Grünkohl
- Gurken
- Ingwer
- Karotten
- Knoblauch
- Kohlrabi
- Kopfsalat
- Kürbis
- Lauch
- Mangold
- Pak Choi
- Paprika
- Pastinake
- Petersilie
- Pilze
- Rettich
- Rosenkohl
- Rote Bete
- Rucola
- Sellerie
- Spargel
- Spinat
- Süßkartoffeln
- Tomaten
- Weißkohl
- Zucchini
- Zuckererbsen
- Zuckerschoten
- Zwiebeln

Obst

Obst kann viele Kohlenhydrate (Traubenzucker und Fruchtzucker) enthalten. Ich habe es trotzdem hier aufgeführt, schließlich sind Äpfel und Co. vitaminreiche Lebensmittel, über die aber in der Low-Carb-Szene oft eifrig diskutiert wird. Auch hier solltest du darauf achten, saisonal und regional zu kaufen, was allerdings in Deutschland gerade im Winter nicht ganz einfach ist.

- Ananas
- Apfel
- Aprikose
- Avocado
- Banane
- Beeren
- Clementine
- Grapefruit
- Guave
- Kirschen
- Kiwi
- Limette
- Mandarine
- Maracuja
- Nektarine
- Orange
- Papaya
- Pepino
- Pfirsich
- Pflaume
- Quitte
- Wassermelone
- Weintrauben
- Zitrone
- Zwetschge

Lass mich an dieser Stelle noch etwas zu Obst im Allgemeinen sagen: Obst ist genauso wie Gemüse ein großartiges Lebensmittel. Beides zusammen, also Gemüse und Obst, darf den größten Anteil in deiner Ernährung ausmachen, wenn du dich kohlenhydratreduziert ernährst, wobei du darauf achten solltest, mehr Gemüse (besonders grünes) als Obst zu essen.

Es gibt kein natürliches Lebensmittel, das keine Kohlenhydrate enthält. Wenn du dich beispielsweise sehr kohlenhydratarm ernährst (weniger als 50 Gramm Kohlenhydrate am Tag), ist die Menge an Obst, die du zu dir nehmen kannst, stark begrenzt. Wenn du deine Kohlenhydratgrenze täglich bei 100 bis 150 Gramm siehst, hast du beim Obst mehr Spielraum. Die vielen Vorteile von Low Carb kommen allerdings deutlich schneller zum Vorschein, wenn du dich an die untere Tagesgrenze (etwa 50 Gramm oder weniger Kohlenhydrate) hältst. Diesen Weg empfehle ich Einsteigern nicht zuletzt, da ich weiß, dass Menschen sehr gern sehr

schnell Ergebnisse sehen möchten. Versuch daher, in der ersten Woche mithilfe des 3ZMAX-Prinzips möglichst wenige Kohlenhydrate zu essen. Du kannst später immer noch schrittweise mit der Zufuhr nach oben gehen, damit es besser in deinen Alltag passt. Damit das Ganze greifbar

Obstsorte	Kohlenhydrate pro 100 Gramm
Zitrone	3,2
Himbeeren	4,8
Johannisbeeren	4,9
Erdbeeren	5,5
Guave	5,8
Heidelbeeren	6,1
Brombeeren	6,2
Preiselbeeren	6,2
Aprikose	6,6
Pepino	7,0
Papaya	7,1
Quitte	7,3
Holunderbeeren	7,4
Ananas	8,2
Orange	8,3
Wassermelone	8,3
Stachelbeeren	8,5
Clementinen	8,7
Pfirsich	8,9
Grapefruit	9,0
Kiwi	9,1
Maracuja	9,5
Kirschen	10,0
Zwetschgen	10,0

wird, habe ich für dich eine Liste mit den Top-24-Low-Carb-Obstsorten (siehe Seite 51) erstellt. So siehst du auf einen Blick, wie viele Kohlenhydrate sich in welchem Obst verbergen. Dadurch kannst du ganz einfach entscheiden, welches Obst für dich in deiner Low-Carb-Challenge passend ist. Wenn deine tägliche Kohlenhydratmenge nicht absolut streng gedeckelt ist, kannst du natürlich auch andere Obstsorten in deinen Speiseplan aufnehmen.

Kräuter und Gewürze

Sie sind mehr als nur kleine Helferlein in der Küche. Sie sind oft reich an wertvollen Vitalstoffen. Ich nutze täglich unterschiedliche Gewürze oder Gewürzmischungen, um meine Standardrezepte zu variieren. Und wie bereits erwähnt, gehören Gewürze im Rahmen des 3ZMAX-Prinzips zu den schönen Kleinigkeiten, die du gern beim Kochen verwenden kannst, ohne sie als Zutat anzurechnen.

- Basilikum
- Curry
- Dill
- Estragon
- Gewürz-mischungen
- Kardamom
- Kerbel
- Knoblauch
- Koriander
- Kümmel
- Kurkuma
- Majoran
- Minze
- Oregano
- Paprika
- Pfeffer

Fette und Öle

Hier kannst du im wahrsten Sinne des Wortes richtig ins Fettnäpfchen treten. Ich unterscheide Fette und Öle, die du besser zum Braten und Kochen (mit einem »B« gekennzeichnet) oder für kalte Gerichte wie zum Beispiel Salate (mit einem »K« gekennzeichnet) verwendest.

ZITRONENWASSER MACHT LUST AUF MEHR

Du sollst jetzt natürlich nicht anfangen, Zitrone pur zu essen. Die Zitrone hat allerdings großartige Eigenschaften. Sie wirkt unter anderem entzündungshemmend und antibakteriell, fördert die Verdauung (und hilft so beim Abnehmen), reinigt die Nieren und entgiftet. Wenn du keine Zitronen daheim hast, dann schreib sie dir JETZT auf deinen Einkaufszettel und nimm dir beim nächsten Einkauf sieben Zitronen mit. Was du damit machst? Zitronenwasser! Du trinkst sieben Tage lang jeden Morgen einen halben Liter Wasser mit dem Saft von mindestens einer halben Zitrone. Du gehst nicht aus dem Haus, bevor du diesen halben Liter getrunken hast! Die zweite Hälfte der Zitrone (falls du in der Früh nicht eine ganze schaffst) trinkst du während des Tages. Im Winter kannst du dir daraus auch eine herrliche heiße Zitrone machen, denn das viele Vitamin C stärkt außerdem das Immunsystem. Achte mal im Lauf dieser Woche darauf, wie sich dein Geschmack verändert. Am ersten Tag wird es dir noch eiskalt den Rücken runterlaufen, wenn du das Zitronenwasser trinkst. Wenn du es wirklich sieben Tage lang durchziehst, wirst du anfangen, dein Zitronenwasser am Morgen zu schätzen und zu lieben. Probier's aus!

!

- Butter (B)
- Ghee (geklärte Butter, ayurvedisch, B)
- Kokosfett (B)
- Kokosmilch
- Leinöl (K)
- Olivenöl (K)
- Schmalz (B)
- Sesamöl (K)

Was dein Vorratsschrank so hergibt

Hier möchte ich dir noch einmal eine Sammlung an Lebensmitteln an die Hand geben, die du verzehren darfst und die sich womöglich bereits in deinem Vorratsschrank befinden. Diese Nahrungsmittel solltest du also beim Ausmisten deiner Küche nicht verschenken oder wegwerfen, sondern sie stattdessen immer mal wieder in deinen Speiseplan integrieren.

- Backpulver
- Essig (Balsamico)
- Haferflocken
- Haselnüsse
- Kürbiskerne
- Linsen
- Macadamiakerne
- Mandelkerne
- Paranüsse
- passierte Tomaten
- Pekannüsse
- Pinienkerne
- Pistazien
- Senf
- Sesamsamen
- stückige Tomaten
- (Kräuter-)Tee
- Walnüsse

Dein 30-Tage-Plan

Nun wird es ernst! Doch die Umsetzung ist einfacher, als du denkst. Nimm das einfache 3ZMAX-Prinzip nicht nur kritisch unter die Lupe, sondern teste es auch wirklich für dich und gib dir die Möglichkeit, selbst Erfahrungen damit zu sammeln. Nach 14 Tagen 3ZMAX wird dir das Prinzip in Fleisch und Blut übergehen. Du musst dafür nicht dein Leben lang Diät halten und dich zum Sklaven einer angeblich unschlagbaren Methode machen. Das ist ja das Gute an dieser Ernährungsweise. Sie lässt sich dauerhaft in den Alltag integrieren und nach einer gewissen Eingewöhnungszeit vermisst man auch nichts mehr. Außerdem wirst du vielleicht sowieso nichts anderes mehr essen wollen, sobald sich die ersten Erfolge eingestellt haben, weil du konsequent drangeblieben bist.

Ein spannender Augenblick wird sein, wenn du mit dem 3ZMAX-Prinzip großartige Erfolge gefeiert hast und vielleicht feststellen wirst, dass dieses Prinzip für deine neuen Ziele nicht mehr unbedingt das effektivste Programm ist, obwohl es dich zunächst weitergebracht hat. So ist es bei der Ernährung, so ist es beim Training und allgemein im Leben fast immer. Hast du erst mal eine kleine Änderung gewagt, entwickelst du dich und deine Anforderungen an dich weiter. Das ist auch der Grund, weshalb die Achtsamkeit ein wichtiger Baustein der 30-Tage-Challenge ist: Du sollst auf dich und deine Bedürfnisse achten, dich neu kennenlernen, damit du dich selbst entwickeln kannst. Denn ein pauschales Erfolgsrezept für mehr Gesundheit, Lebensqualität und Spaß am Leben, quasi ein Generalschlüssel für Erfolg, wurde meines Wissens noch nicht entdeckt.

Aus den ersten Testdurchgängen weiß ich, dass zwar sehr viele Menschen, vor allem Einsteiger, mit dem Challenge-Teller sehr

DREIMAL TÄGLICH 3ZMAX

Du kannst natürlich auch von Tag eins an mit dem 3ZMAX-Prinzip voll durchstarten und drei Mahlzeiten 3ZMAX-konform essen. So schaffst du es locker unter 100 Gramm Kohlenhydrate täglich, ohne Kalorien oder Kohlenhydrate zählen zu müssen. Gießt du dir nicht literweise Öl in die Pfanne, müsste es schon mit dem Teufel zugehen, wenn in der ersten Woche nicht auch die ersten Kilos und Umfangszentimeter schwinden. Das bedeutet, dass du in dem Fall einen Vorsprung gegenüber denen hast, die mit nur einer 3ZMAX-Mahlzeit täglich starten.

!

Prinzip vorzubereiten und zu essen, kannst du den nächsten Schritt tun und in Phase 2 einsteigen. Konkret bedeutet dies: Für die ersten drei Challenge-Tage reichen 90 Gramm Chiasamen und drei Zitronen. Chiasamen erhältst du in allen Reformhäusern, gut sortierten Supermärkten und im Internet. Ich empfehle dir, von den günstigsten Angeboten Abstand zu nehmen. Oft stammen diese aus Treibhäusern oder wurden unter so miserablen Bedingungen erzeugt, dass sich dies negativ auf die Qualität niederschlägt. Verglichen mit anderen Samen und Getreidesorten zeichnen sich Chiasamen durch einen besonders hohen, gut sättigenden Eiweißanteil aus. Der besondere Clou ist die Zusammensetzung der Fette, da die Chiasamen reich an gesunden Omega-3-Fettsäuren sind. Die brauchen wir, damit im Stoffwechsel alles rundläuft.

gut klarkommen. Dennoch gibt es auch Menschen, die sich gerade mit der relativ freien Vorgabe schwertun und die im ersten Schritt mehr an die Hand genommen werden wollen. Das ist vollkommen in Ordnung. Aus diesem Grund gebe ich dir hier einen beispielhaften Ablauf der ersten 14 Tage, die dich sanft an die neue Ernährung heranführen. Ich bitte dich an dieser Stelle noch einmal, keine Wunder zu erwarten und zu hoffen, dass in der ersten Woche die ersten fünf Kilo runter sind.

Phase 1 – Tag 1 bis 3

Nutze das 3ZMAX-Prinzip für eine Hauptmahlzeit am Tag, also für das Frühstück, das Mittag- oder Abendessen. Schaffst du es an drei Tagen hintereinander, jeweils eine Hauptmahlzeit nach dem 3ZMAX-

Am Abend vor dem Challenge-Start bereitest du dir ein sogenanntes Chiagel vor: Nimm ein Gefäß mit einem Fassungsvermögen von mindestens 900 Millilitern. Am besten eignet sich ein Shake-Becher (wie man ihn zum Herstellen von Eiweiß-Shakes verwendet) oder eine Flasche mit einem größeren Hals, sodass du die Chiasamen mit einem Esslöffel hineinbefördern kannst. Zubereitung: 900 Milliliter Wasser mit 90 Gramm Chiasamen ordentlich durchschütteln; das reicht für drei Portionen.

An den ersten drei Challenge-Tagen wirst du jeden Morgen – möglichst direkt nach dem Aufstehen – eine Zitrone in 300 Milliliter Chiagel ausdrücken und dir diesen köstlichen Chia-Drink schmecken

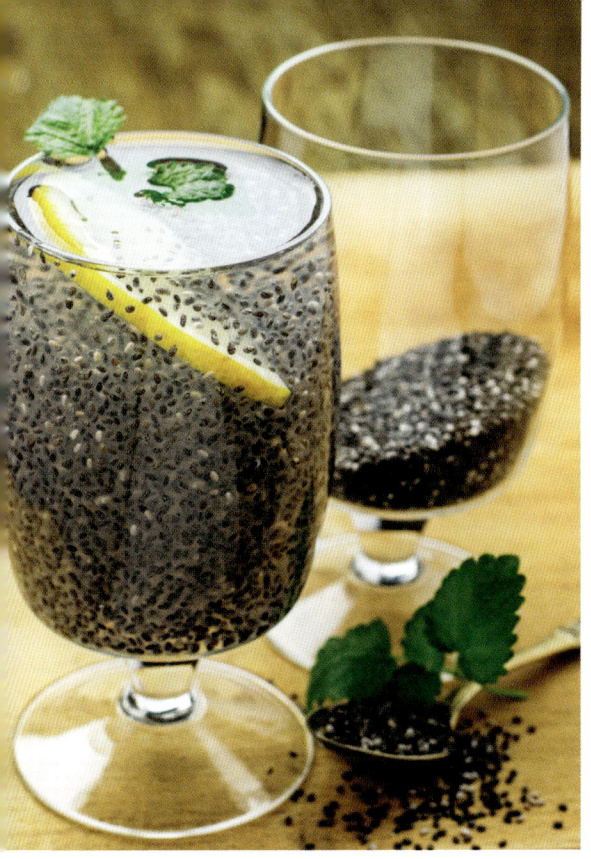

Auch wenn der Chia-Drink erst mal gewöhnungsbedürftig ist, wirst du ihn bald nicht mehr missen wollen.

mahlzeiten nach dem 3ZMAX-Prinzip herzurichten und zu essen, folgt Schritt 3. Konkret bedeutet dies: Am Abend des dritten Challenge-Tages bereitest du die Tage 4 bis 6 vor. An den kommenden Challenge-Tagen wirst du neben dem Zitronen-Chia-Wasser, das du ja bereits erfolgreich gegen dein altes Frühstück ausgetauscht hast, eine weitere Hauptmahlzeit 3ZMAX-konform testen. Ich empfehle dir hier, ein Gericht aus der Rezeptsammlung ab Seite 64 zu wählen:

- Quinoapfanne mit Hähnchenbrust (Seite 68)
- Fleischbällchen mit Rosmarin (Seite 90)
- Hüttenkäse mit Gurke und Radieschen (Seite 95)
- Mediterranes Omelett (Seite 73)

Die kommenden drei Tage vorzubereiten, dauert mit ein bisschen Übung eine gute halbe Stunde. Dafür ist dein Challenge-Frühstück gesichert und es steht auch ein Mittagessen zum Mitnehmen in einer Aufbewahrungsdose parat.

lassen (verdünne ihn mit Wasser, bis er die gewünschte Konsistenz erreicht hat). Auch wenn du es dir in diesem Moment noch nicht ganz vorstellen kannst: Die meisten Menschen, die es versucht haben, kommen davon nicht mehr weg. Neben vielen Vitaminen, Mineral- und Nährstoffen, die dir der Chia-Drink bietet, ist er auch die Grundlage für einen weiteren Erfolgsbaustein: die Routine!

Phase 2 – Tag 4 bis 6

Nutze das 3ZMAX-Prinzip für zwei Hauptmahlzeiten am Tag. Schaffst du es an drei Tagen hintereinander, jeweils zwei Haupt-

!

BEGINNE MIT DEM MITTAGESSEN

Ich rate dir bei diesem Schritt, zunächst dein Mittagessen auszutauschen. Das Kantinenessen oder der kleine Snack für zwischendurch in der Mittagspause können oft sehr kohlenhydratreich sein. Das ist nicht gut für dich. Das muss bei einem gemeinsamen Abendessen mit Freunden oder der Familie nicht unbedingt so sein.

Phase 3 – Tag 7 und folgende

Die »Geheimwaffe Routine« habe ich in meinem Leben selbst sehr lange unterschätzt. Inzwischen weiß ich aus eigener Erfahrung, dass deine Routinen und Rituale während der ersten 60 Minuten deines Tages deinen Erfolg stark beeinflussen können. Und damit meine ich nicht nur deinen NGA-Erfolg. Wenn du bis heute noch nicht das erreicht hast, was du dir als Ziel gesteckt hast, solltest du morgens neue Routinen in deinen Alltag einbauen. Konkret bedeutet dies: Vom siebten Challenge-Tag an solltest du alle drei großen Hauptmahlzeiten nach dem 3ZMAX-Prinzip essen. Wenn du mit drei Hauptmahlzeiten nicht auskommst, dann versuch es mit vier oder fünf Mahlzeiten. Für ein schnelles Abendessen eignen sich die unterschiedlichsten Kombinationen mit Hüttenkäse (Seite 95) oder ein Omelett, mit dem du mögliche »Reste« perfekt verwerten kannst (Seite 73).

Die Zeit nach der Challenge

Eine der ersten Fragen, die die Teilnehmer der Challenge mir stellten, war: Muss ich mich jetzt mein komplettes restliches Leben nach dem 3ZMAX-Prinzip ernähren? Meine Antwort: absolut nicht! Das

Irgendwann wird es dir richtig Spaß machen, leckeres und gesundes Essen zuzubereiten.

3ZMAX-Prinzip ist ein erster Schritt, mit dem du auf einfache Art und Weise und total unkompliziert erste Erfolge feiern kannst, die dich wiederum motivieren, weiterzumachen und dranzubleiben.

Das Prinzip wird dir dabei helfen, deinen Körper neu kennenzulernen und auf ihn hören zu können. Es wird dir zeigen, welche Lebensmittel dir guttun, und anhand dessen wird es dir auch in Zukunft leichterfallen, gesunde Lebensmittel auszuwählen, die dir schmecken. Dein Ziel sollte es nämlich nicht sein, nach den 30 Tagen in alte Muster zurückzufallen. Aber ich bin mir sicher, dass du das auch gar nicht tun wirst. Es wird schlichtweg unmöglich für dich sein, das gesunde und dennoch schnell zubereitete Essen wieder aufzugeben.

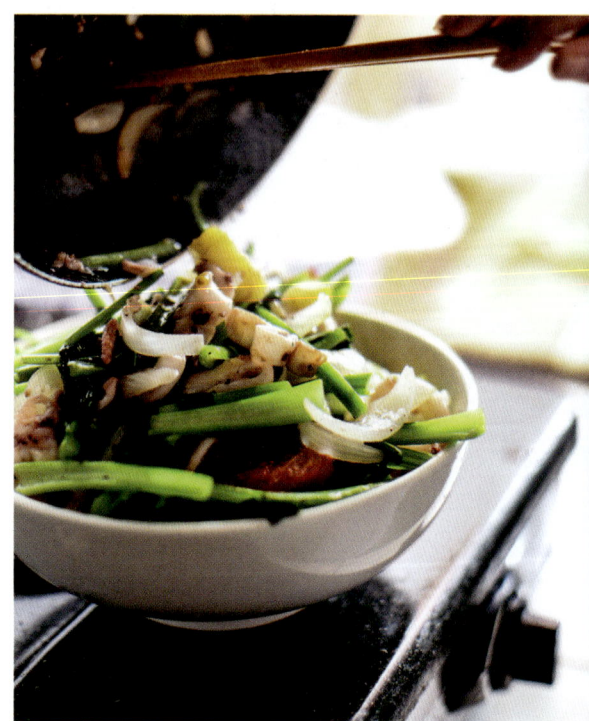

Wie geht es nach den 30 Tagen weiter?

Wow, wie oft ich diese Frage bereits gehört habe! Um sie dir zu beantworten, möchte ich dir ein Beispiel aus dem Alltag geben. Stell dir vor, du bist von einer Firma mit einem Projekt beauftragt und musst ein Monatsziel erreichen. Wir würden in so einem Fall von einer Challenge sprechen. Im besten Fall gehen wir davon aus, dass du das Ziel erreicht hast. Aber wie geht es danach weiter? Falls du bei dieser Firma angestellt bist, wird dir irgendjemand ein neues Ziel vorgeben. Angenommen aber, du bist selbstständig und arbeitest eigenverantwortlich, dann bekommst du von niemandem eine neue Aufgabe zugewiesen. Du musst in solchen Fällen selbst nach neuen Aufgaben und Zielen suchen. Übertragen auf die Zeit nach unserer Challenge heißt das: Du wirst nach den 30 Tagen Low-Carb-Challenge irgendein (Zwischen-)Ziel erreicht haben. Von diesem Punkt an heißt es, dir neue Ziele, Wege und Herausforderungen zu suchen. Verpasst du diesen wichtigen Schritt, erlebst du womöglich den gefürchteten Jo-Jo-Effekt. Daran ist dann jedoch nicht dieses Programm schuld, denn du selbst trägst die Verantwortung dafür, wenn du während der »Diät« keine Erfahrungen gesammelt hast, die du nach dieser Zeit sinnvoll anwenden kannst.

Lass es mich noch ein bisschen deutlicher darstellen. Immer wieder hört man Geschichten von Frauen oder Männern, die an falsche Partner geraten. Die oder der Neue geht fremd, die oder der Nächste ebenso und die oder der Übernächste ist auch nicht besser. Die Frage liegt dabei auf der Hand: Warum geraten diese Menschen immer wieder an die gleichen Typen? Kommt dir das nicht auch ein bisschen wie ein Jo-Jo-Effekt vor? Richtig auf die Nase zu fallen, vielleicht sogar zweimal, ist überhaupt kein Problem, das gehört zum Leben dazu. Was allerdings auch dazugehört, ist, dass wir aus unseren Erfahrungen lernen. Fängst du an zu lernen, setzt du dir auch automatisch immer wieder neue Ziele, ganz egal ob du gewonnen oder verloren hast.

Nach deiner ersten Challenge könntest du beispielsweise eine weitere 30-Tage-Challenge starten, dieses Mal vielleicht mit etwas anderen Zielen, die du auf Basis deiner Erfahrungen aus der ersten Challenge formulierst. Vielleicht benötigst du einen kleinen Anstoß, daher möchte ich dir ein paar Beispiele für ein neues Ziel nach einer Ernährungsumstellung geben:

- Ich brauche Mahlzeiten, die sich besser dazu eignen, sie mit in die Arbeit zu nehmen.
- Ich brauche eine Alternative zu dem Shake, den ich bisher immer getrunken habe, weil der mir nicht schmeckt.
- Ich suche nach neuen Rezepten, damit ich passende Gerichte für mich finde.
- Ich treffe mich mit einer guten Freundin, die mir zeigt, wie ich schneller kochen oder meine Mahlzeiten planen kann, um Zeit zu sparen.

Ähnliche Ziele kannst du dir für jeden Lebensbereich stecken. Denk daran: Jedes Problem ist einfach nur eine Frage, die noch keine Antwort hat!

Was ist mit dem Jo-Jo-Effekt?

Der Jo-Jo-Effekt – also wenn die Pfunde nach einer abgeschlossenen Diät unweigerlich zurückkehren und sich dann auch noch oft vermehren – hat meiner Meinung nach einzig und allein damit etwas zu tun, dass man sich keine neuen Ziele im Leben setzt. Häufig definieren für sich Menschen kurzfristige, sehr überschaubare Ziele (einen Smoothie für sieben Tage trinken, die Challenge für zehn Tage oder das Fitnessprogramm für zwei Wochen durchhalten). Aber versuch, ehrlich zu dir selbst zu sein: Es dauert normalerweise einfach mindestens 30 Tage, damit das Neue zu einer Gewohnheit wird. Setzt du dir nach einem erreichten Ziel kein neues, kehren die alten

Gewohnheiten und somit das alte Körpergewicht und Lebensgefühl zurück. Und rate mal, was deine alten Gewohnheiten dir für ein Ergebnis bringen? Richtig, das gleiche wie damals. Erfolgreiche Menschen haben immer Ziele. Wenn sie sie erreicht haben, setzen sie sich neue. Das unterscheidet sie maßgeblich von weniger erfolgreichen Menschen. Dazu ein passendes Zitat von Thaddaeus Koroma, ehemaliger Basketballprofi und mentaler Fitnesscoach: »Dein größter Feind ist dein letzter großer Erfolg.«

Fragen und Antworten

Wie viele Kalorien darf ich essen?

So wenig wie möglich, so viel wie nötig. Für die Challenge empfehle ich dir nicht, mit dem Kalorienzählen anzufangen. Starte mit dem 3ZMAX-Prinzip und trainiere im wahrsten Sinne des Wortes dein Bauchgefühl wie einen Muskel. Iss immer, bis du satt bist!

Darf ich eigentlich Brot essen?

Die meisten lieben Brot. Es ist ein idealer Snack für unterwegs, man muss es nicht kühlen, und wenn es keine Industrieware ist, schmeckt es mit einer schönen Kruste auch nicht schlecht. Brot hat aber auch

NIMM DIR DAS BESTE VON ALLEM

Pick dir die Dinge aus der 30-Tage-Challenge heraus, die gut gelaufen sind, und verstärke sie. So bleibt immer weniger Platz für Negatives. Vielleicht startest du nach den ersten 30 Tagen keine zweite Low-Carb-Challenge. Dann solltest du dich allerdings auf jeden Fall irgendeiner anderen neuen Herausforderung stellen, die dir rundum guttut.

!

Nachteile: Es wird gern mit Butter oder anderen fettigen Aufstrichen gegessen. Die Kombination aus Kohlenhydraten, Fetten und fehlender Bewegung ist jedoch einer der Hauptgründe, warum sich Übergewicht und viele damit verbundene Zivilisationskrankheiten heutzutage ausbreiten. Hinzu kommt: Brot hat eine sehr hohe Energiedichte. Du nimmst also mit dem Verzehr einer relativ geringen Menge bereits ziemlich viele Kohlenhydrate auf. Ein Beispiel: Zwei Scheiben Vollkornbrot haben etwa 40 Gramm Kohlenhydrate. Um diese Menge beispielsweise mit Brokkoli aufzunehmen, müsstest du rund 1,4 Kilogramm davon essen!

Oft herrscht der Irrglaube, man solle lieber Vollkornbrot essen anstatt helles Brot mit einem höheren Weizenanteil. Auch das kann schiefgehen: Wenn du zwei gleich große Laibe Brot hochhebst, das eine ein Vollkornlaib, das andere ein Weißbrot, wirst du feststellen, dass die beiden unterschiedlich schwer sind. Im Vollkornbrot stecken zwar mehr Ballaststoffe, Vitamine und Mineralien, aber eben auch mehr Kohlenhydrate. Das heißt, du isst mit einer Scheibe Vollkornbrot mehr Kohlenhydrate als mit einer gleich großen Scheibe Weißbrot. Das soll zum Thema Brot zunächst einmal reichen. Als Faustregel sollte jedoch auf jeden Fall bei dir hängen bleiben: Versuch, in den ersten Tagen beziehungsweise in den ersten beiden Wochen der Challenge, möglichst deinen Brotverzehr auf ein Minimum herunterzuschrauben. Ich weiß, das ist gerade für Brotliebhaber schwer. Deshalb mein Tipp: Hast du mal richtig

Lust auf eine Scheibe Brot, iss einfach eine zu einem großen Salat oder probier eins der vielen Low-Carb-Brot-Rezepte aus, die du in unserer Challenger-Facebook-Gruppe oder im Internet findest.

Und noch eine Empfehlung: Iss lieber eine Scheibe normales Brot, bevor du dir ein Eiweißbrot vom Discounter kaufst. So umgehst du die fragwürdige Zutat Weizenkleber, auch Gluten genannt. Der Stoff ist zwar in allen Broten mit Weizen-, Roggenoder Dinkelmehl enthalten. Das sogenannte Eiweißbrot ist aber besonders reich an diesem Stoff, der im Übermaß allergieauslösend wirken kann. Wenn du Gluten auf der Verpackung an vorderer Stelle liest, lass das Brot lieber im Regal liegen und kauf dir ein frisches von einem (Bio-)Bäcker, der keine Fertigware aufbackt – oder noch besser: Backe selbst.

Wann sollte ich trotzdem Kohlenhydrate essen?

Nach dem Training oder einer starken körperlichen Belastung solltest du dich, auch wenn du dich kohlenhydratarm ernährst, mit schneller Energie versorgen. Die bekommst du inklusive einer großen Portion Eiweiß mit Kichererbsen, Linsen, Amaranth oder Quinoa. Ich rate dir dabei, Folgendes zu beachten: Nimmst du eine Mahlzeit ein, die mehr Kohlenhydrate als üblich enthält, solltest du in diesen Fällen auch die Fettmenge bei diesem Gericht reduzieren.

Wie kann ich den Ernährungsplan unterwegs einhalten?

Ob bei Freunden, im Restaurant oder in der Kantine – wenn du nicht selbst kochst, gerätst du schnell in Gefahr, Lebensmittel essen zu müssen, die du laut deinem NGA-Ernährungsplan vermeiden solltest. Du weißt eben einfach nicht genau, was in deiner Mahlzeit steckt. Es gibt aber viele gute Möglichkeiten, die neuen Ernährungsprinzipien trotzdem einzuhalten. In Restaurants zu essen, ist eigentlich kein großes Problem. Sag bei deiner Bestellung einfach, dass du statt Reis, Kartoffeln, Nudeln, Brot oder anderer stärkereicher Beilagen, um die du einen großen Bogen machen willst, lieber kohlenhydratarmes Gemüse oder einen Salat bekommen möchtest. Vieles ist möglich! Selbst ein Döner ist nicht die schlechteste Wahl, wenn du versuchst, das Brot wegzulassen. Und in Fast-Food-Restaurants lässt du das Brötchen auf und unter dem Burger einfach liegen. Vergiss dabei aber nicht: Zuckerhaltige Getränke wie Limos, Cola oder Energydrinks und Pommes sollten laut dem NGA-Ernährungsplan für dich wirklich ein Tabu sein!

Und was die Einladungen bei Freunden betrifft: Sobald dir das 3ZMAX-Prinzip »ins Blut übergegangen« ist, wird dich ein kleiner Ausreißer bei einem Festessen oder einer Geburtstagsparty nicht umbringen. Notfalls kannst du auch daheim etwas Kalorienarmes (einen Joghurt oder ein hartes Ei) »vornaschen«, um bei deinen Gastgebern nicht allzu hungrig zu sein.

Was kann ich bei Heißhunger tun?

Heißhunger hat meist etwas mit Insulin zu tun. Wenn du es schaffst, deinen Insulinverlauf in Balance zu halten und keine großen An- und Abstiege zu haben, kontrollierst du auch deinen Heißhunger. Wie das am besten geht, weißt du jetzt: Du isst weniger Kohlenhydrate. Sie sind maßgeblich dafür verantwortlich, wie viel Glukose in deinem Blut kursiert und wie viel Insulin dein Körper im Gegenzug produzieren muss.

Was noch zu unnötigem Heißhunger führt – der allzu oft in Süßorgien endet –, ist die Mangelernährung. Speziell in westeuropäischen Ländern gibt es ein absonderliches Phänomen: Überernährung bei gleichzeitiger Mangelversorgung. Wie das geht? Es wird schlichtweg immer mehr gegessen, ohne auf die Qualität der Lebensmittel und Mahlzeiten zu achten. Sobald nährstoffarme Lebensmittel (oft Fertiggerichte) regelmäßig konsumiert werden und man gleichzeitig auf frisches Gemüse und Obst verzichtet, fehlen dem Körper lebenswichtige Vitamine und Mineralstoffe. Dies kann auch dazu führen, dass Heißhunger auf ganz bestimmte Lebensmittel ein großes Thema werden kann. Probier doch mal frische, vitalstoffreiche Smoothies aus, am besten morgens! Rezepte findest du ab Seite 100. Wer mehr Obst und vor allem Gemüse isst, kann seinen Heißhunger viel einfacher kontrollieren – Vorbeugen ist quasi alles.

Oft ist Heißhunger und die Lust auf Süßes auch ein Symptom von Durst oder Müdigkeit. Kein Witz! Wenn du die Möglichkeit hast, zwischendurch ein kurzes Nickerchen von 10 bis 20 Minuten zu machen, probier es einfach mal aus. Das wirkt manchmal Wunder. Oder versuch einmal, einen halben Liter (oder auch mehr) Wasser zu trinken, und beobachte, was dann mit deiner Lust auf Süßes passiert. Wenn mich mal der Heißhunger packt, greife ich gern zu einem Apfel, einer Birne oder einer Banane, die ich in Kokosraspel tunke.

Und ja, in das 3ZMAX-Prinzip passt auch super eine täglich eingeplante Schokoladenportion. Du wirst nach den ersten Tagen ohne Zucker sehr schnell merken, dass das Stückchen Schokolade jeden Tag besser schmeckt als zuvor eine ganze Tafel. Aber: Wähle am Anfang Schokolade mit einem Kakaoanteil von 75 Prozent und steigere dich auf 80 oder 85 Prozent. Denn die in der Kakaobohne enthaltenen Stoffe wirken positiv auf Herz und Kreislauf. Kakaobohnen weisen unter anderem Eisen, Magnesium, Kalzium und Vitamine auf.

Was ist das Nahrungsergänzungsmittel Nummer eins?

Wasser! Ich hatte dir ja bereits empfohlen, mindestens zwei Liter Wasser täglich zu trinken. Es ist das wichtigste Lebensmittel für uns, schließlich besteht unser Körper zum großen Teil daraus. Wenn du von der empfohlenen Menge noch weit entfernt bist, steigere jeden Tag während deiner 30-Tage-Challenge die Menge an Wasser, die du trinkst. Hier ein paar Tipps, wie andere Teilnehmer der Challenge es geschafft haben, mehr Wasser zu sich zu nehmen.

- Die Wasser(-flasche) immer in Sicht- und Reichweite haben!
- Füll dir eine Karaffe mit Wasser und gib Zitronen-, Limetten-, Ingwer- oder Gurkenscheiben dazu. Das schmeckt wunderbar aromatisch.
- Trink direkt nach dem Aufstehen ein großes Glas Zitronenwasser von Seite 52, circa 400 Milliliter, oder noch besser: Mix den Chia-Drink von Seite 54 mit dem Saft einer Zitrone.
- Nimm dir zwei Einliterflaschen mit in die Arbeit. Trinkst du sie nicht leer, lässt du sie auf deinem Bürotisch stehen und nimmst dir am nächsten Tag trotzdem wieder zwei Flaschen mit.
- Trink vor jeder Mahlzeit ein Glas Wasser.
- Vielleicht ist eine Wasser-Trink-App auf dem Handy für dich das Richtige. Es gibt Apps, die dich jede Stunde daran erinnern können, zum Glas zu greifen.
- Trink mit einem Strohhalm Wasser aus großen 500-ml-Gläsern – so hast du mehr Spaß beim Trinken.
- Teste für dich, ob du mehr trinken kannst, wenn du stilles Wasser wählst.
- Nach jedem Toilettengang kannst du die Menge wieder in den Körper nachfüllen, die er ausgeschieden hat.

- Ich nutze fast immer meine Trinkflasche mit einer großen Öffnung. So macht mir das Trinken mehr Spaß, und es geht irgendwie auch mehr durch als bei einer kleinen, üblichen Flaschenöffnung. Wenn ich die Flasche geleert habe, fülle ich sie direkt wieder auf.

Ist eine kohlenhydratreduzierte Ernährung während Schwangerschaft und Stillzeit möglich?

Leider erlebe ich immer wieder Frauen, die meinen, sie könnten in ihrer Schwangerschaft alles essen – angeblich für zwei. Das ist nur sehr bedingt richtig, denn wichtig ist vor allem die Qualität des Essens für die werdende Mutter und das Ungeborene. Vielen Frauen ist nicht bewusst, dass sie auch das spätere Essverhalten des noch ungeborenen Kindes und seine zukünftige Gewichtsentwicklung beeinflussen. Speziell Low Carb, sprich eine ausgewogene Ernährung mit wenig Zucker und Getreideprodukten, kommt der biologischen Urernährung des Menschen näher als die Kohlenhydratmast, die wir in unserer heutigen Zeit erleben. Gegen eine kohlenhydratreduzierte, dabei ausgewogene und frische Ernährung während der Schwangerschaft und in der Stillzeit ist deshalb absolut nichts einzuwenden.

Was soll ich tun, wenn ich krank oder erkältet bin?

Wenn du krank bist, solltest du erst recht darauf achten, dass du deinen Körper mit ausreichend Flüssigkeit, Vitaminen und Mineralstoffen versorgst. Daher spricht absolut nichts dagegen, viele Ideen aus der Challenge, besonders die Ernährungsempfehlungen, weiter umzusetzen. Aber Vorsicht! Natürlich gibt es auch Erkrankungen, die beispielsweise eine fettreduzierte Ernährung nötig machen. Diese besonderen Fälle solltest du immer mit deinem Arzt abklären.

Krank sein heißt auch nicht, dass gar kein Sport mehr möglich ist: Leichte Bewegungseinheiten können durchaus vorteilhaft sein und deinen Regenerationsprozess beschleunigen. Wenn du natürlich mit hohem Fieber das Bett hütest, solltest du liegen bleiben. Auch hier kann ich aus eigener Erfahrung nur weitergeben, dass dein Körper dir sehr gut signalisiert, ob ein lockerer Spaziergang oder eine kurze leichte Joggingrunde angebracht sind oder ob du doch lieber im Bett liegen bleiben solltest.

Werde Teil der Challenge-Facebook-Community

Wenn du die Möglichkeit hast, schließe dich unserem Challenge-Team bei Facebook an. Alle in diesem Buch zusammengetragenen Informationen und Tipps machen vielleicht gerade einmal 50 Prozent von dem aus, was dazu führt, dass sich in deinem Leben etwas verändert. Für den Rest sind die Menschen um dich herum verantwortlich, die dich inspirieren, motivieren und an dich glauben, auch wenn du mal einen Durchhänger hast oder etwas ausprobieren möchtest, worin viele andere nur »Zeitverschwendung« oder »Unsinn« sehen.

Der NGA-Challenger-Kodex

Jede erfolgreiche Community, jedes Team und jede Organisation hat einen Kodex. Das ist einer der wichtigsten Gründe, warum sie erfolgreich sind. Wir haben also auch einen Kodex, der unheimlich wichtig ist, wenn du dich der Challenge im Team stellen möchtest. Dieser Kodex ist angelehnt an meinen Mentor und guten Freund Thaddaeus Koroma, den ich unendlich schätze. Mit dem, was ich dir weitergebe, möchte ich ihm meine Dankbarkeit erweisen, indem ich dich an seinem Wissen und seiner Power teilhaben lasse. Denn Wissen und Erfahrungen jedes Einzelnen können für andere Menschen sehr hilfreich sein, jedoch nur, wenn du sie mit anderen teilst. Hier nun unser Kodex in Stichpunkten:

1. P. R.: Diese Buchstaben stehen für »Perspektive respektieren«. Ich habe dies bereits immer wieder in meinen Videos erwähnt. Wenn wir in unserer Facebook-Gruppe oder wo auch immer diskutieren, bedenke stets eines: Am Ende des Tages geht es immer nur um das Ergebnis und nicht darum, wer recht oder unrecht hat. Es gibt immer mindestens zwei Seiten einer Medaille. Du musst nicht beide kennen, aber du darfst offen dafür sein, von neuen Dingen in deinem Leben zu erfahren.

2. Team: Wir als Challenge-Team haben ein Ziel. Jeder, der mit dabei ist, will etwas verändern. Die meisten wollen gesünder und fitter werden. Da ist es total egal, wo jemand herkommt oder wo jemand im Moment zu stehen scheint. Das Einzige, das zählt, ist, wohin jemand will: Wir haben ein Ziel! Um das zu erreichen, diskutieren wir und beachten dabei den ersten Kodex: Es gibt unterschiedliche Betrachtungsweisen.

3. Mach es einfach: Ist dein Ziel klar, brenne dafür. Kannst du für dein Ziel nicht brennen, ist es zu klein oder für dich nicht erstrebenswert. Finde etwas in deinem Leben, wofür du brennst. Wie wichtig ist es dir, dass du mit deinen Enkelkindern noch über eine Wiese rennen kannst? Wie wichtig ist es dir, deinem Partner gegenüber eine gute Figur abzugeben? Wie wichtig ist es dir, ein Vorbild für deine Kinder zu sein? Hast du dein Ziel klar vor Augen und weißt, was dafür passieren muss, bereite dich auf den Test vor: Fängst du an, dein Ziel zu erreichen, wird dich das Leben bereits morgen testen, ob du es wirklich ernst damit meinst. Und dann gib 100 Prozent, bis du dein Ziel erreicht hast!

DIE REZEPTE

Die allerbeste Nachricht gleich mal zu Beginn: Um gesund und lecker zu kochen, musst du weder viel Geld noch viel Zeit investieren. Alle Rezepte auf den nächsten Seiten sind mit ein wenig Übung ganz leicht nachzumachen. Und für viele brauchst du nicht mehr als drei Zutaten. Aber keine Sorge, satt wirst du trotzdem werden, versprochen! Na dann: An die Töpfe, fertig, los!

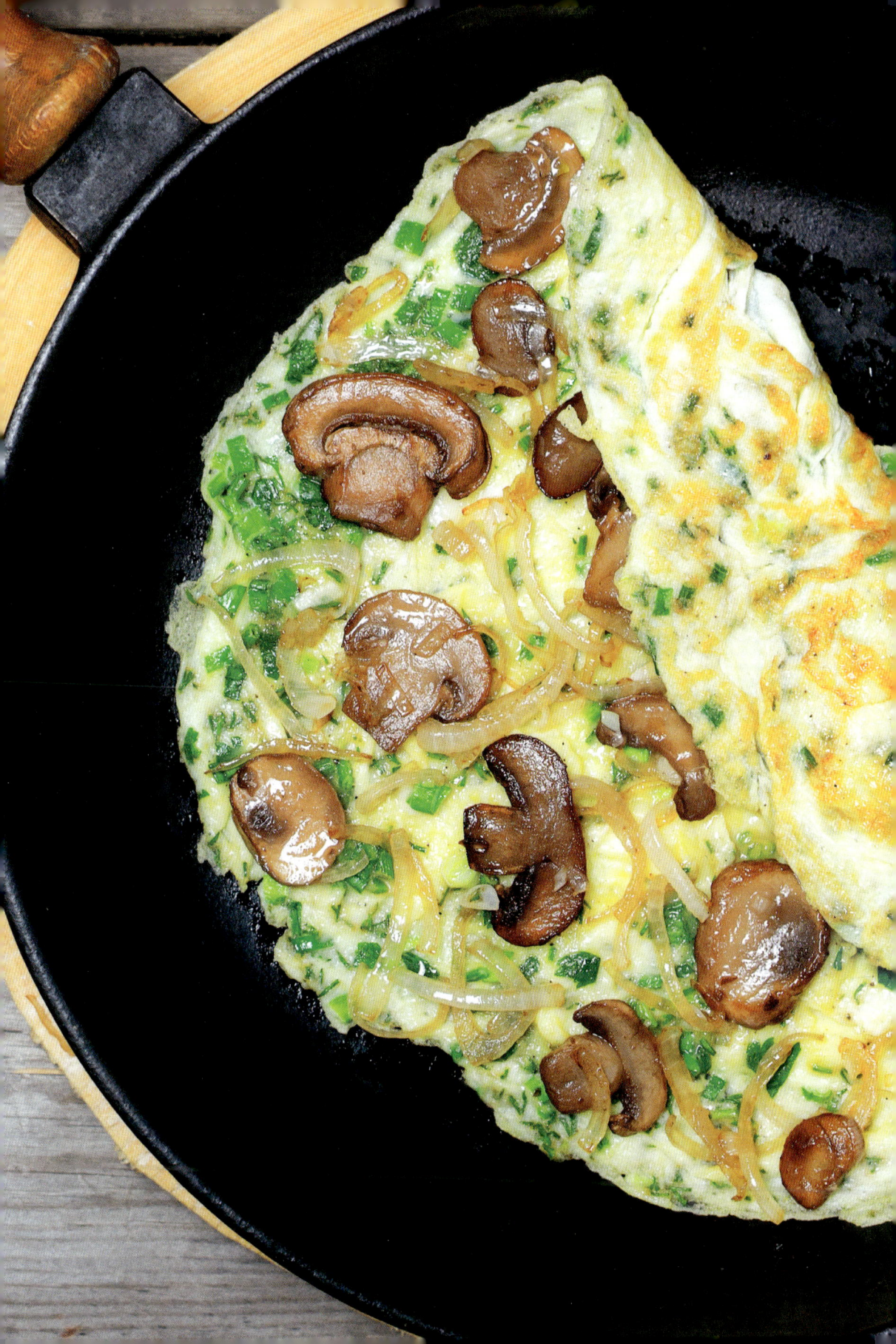

Genial einfach kochen

Eine Ernährungsumstellung scheitert selten an einem Mangel an Rezepten. Kochbücher gibt es unzählige und im Internet finden sich sogar für eine Gemüsesuppe Hunderte Varianten. Wenn du für diese Suppe aber 85 Zutaten einkaufen musst, um dann drei Stunden in der Küche zu stehen, dann bläst du das Projekt »Ernährungsumstellung« vermutlich nach Tag eins ab. Verständlich. Klar liebe auch ich es, ein wunderschön angerichtetes, aufwendiges 5-Gänge-Menü zu genießen. Die Realität sieht aber doch so aus: Viele von uns haben Kinder und einen Alltag, der uns schwer einspannt. Da fehlt meist die Zeit, um stundenlang in der Küche zu stehen. Ich finde, Kochen muss einfach sein. Deshalb sind alle meine Rezepte nicht nur lecker, sondern auch mit wenigen Lebensmitteln schnell zubereitet. Manche Gerichte sind sogar so simpel, dass sie mit maximal drei Zutaten auskommen, du erinnerst dich, das 3ZMAX-Prinzip. Ideal, wenn es mal richtig schnell gehen muss. Du erkennst sie an diesem Logo 🥬. Vor allem am Anfang der Challenge empfehle ich dir, auf diese Blitzrezepte zu setzen, da sie dir den Einstieg enorm erleichtern.

Vorbereitung ist alles

Ob allein, mit Partner oder Familie: In der Regel essen wir abends zu Hause. Wenn das bei dir auch der Fall ist, dann versuch doch einfach, ab sofort mehr zu kochen.

Die Reste packst du für die Mittagspause am nächsten Tag ein. Somit hast du keine Ausrede mehr, um mittags die Imbissbude oder die Kantine aufzusuchen. Außerdem sparst du ganz nebenbei eine Menge Geld. Am Wochenende, wenn du vielleicht etwas mehr Zeit und Muse hast, kannst du auch prima für mehrere Tage vorkochen. Danach bewahrst du das vorgekochte Essen einfach in Vorratsdosen im Kühlschrank auf oder frierst es ein.

Die Abwechslung macht's

Auf den nächsten Seiten findest du meine Lieblingsrezepte, unterteilt in Hauptgerichte (Seite 67–87), Beilagen und Snacks (Seite 88–97), Soßen und Dressings (Seite 98/99) sowie Smoothies und Süßes (Seite 100–107). Falls du ein bestimmtes Gemüse nicht magst oder verträgst, kannst du es einfach gegen ein anderes austauschen. Dasselbe gilt für Fisch und Fleisch. Wichtig ist nur, dass Abwechslung auf den Teller kommt. Und ich sag dir noch was: Jedes Rezept, das dir gelingt, ist ein Aktivator, der dich dazu bringt, es zu wiederholen. Denn du weißt, dass du es schaffen kannst. Es wird dir sogar Spaß machen, häufiger selbst zu kochen. Du näherst dich deinem Ziel, nackt gut auszusehen, in großen Schritten. Du wirst endlich Erfolge feiern und wieder richtig Spaß am Leben – und am Essen – haben. Guten Appetit!

Blumenkohl mit Schinken und Eiern

 **ZUTATEN** für 2 Portionen

350 g Blumenkohl
3 Eier
50 g Schinkenwürfel
Salz
frisch gemahlener schwarzer Pfeffer

ZUBEREITUNG

1. Blumenkohl waschen und in Röschen teilen. In einem Topf mit Salzwasser bissfest garen.

2. In der Zwischenzeit die Eier kochen und die Schinkenwürfel in einer Pfanne kurz kross anbraten.

3. Die hart gekochten Eier grob würfeln und mit Schinken und Blumenkohl mischen. Mit Salz und Pfeffer abschmecken.

Quinoapfanne mit Hähnchenbrust

ZUTATEN für 1 Portion

50 g Quinoa

150 g Hähnchenbrustfilet

2 EL Kokosöl

2 Karotten

150 g Mais (kleine Dose)

120 g Kidneybohnen (halbe Dose)

3 EL Wasser

Salz

frisch gemahlener schwarzer Pfeffer

ZUBEREITUNG

1. Quinoa in einem Topf nach Packungsanweisung kochen.

2. In der Zwischenzeit das Hähnchenbrustfilet in mundgerechte Stücke schneiden. 1 EL Kokosöl in einer beschichteten Pfanne erhitzen und das Filet scharf anbraten. Dann aus der Pfanne nehmen und beiseitestellen.

3. Karotten schälen und in Scheiben schneiden. Anschließend mit Mais, Kidneybohnen und 1 EL Öl in der Pfanne anbraten. Nach 3–4 Minuten das Fleisch ebenfalls wieder dazugeben.

4. Mit Wasser ablöschen und einen Deckel draufsetzen. Die Hitze reduzieren und das Ganze noch ca. 10 Minuten garen lassen. Anschließend die Pfanne vom Herd nehmen, Quinoa unterrühren und alles mit Salz und Pfeffer abschmecken.

Bratwürstchen mit Sauerkraut

ZUTATEN für 1 Portion

1 Dose Sauerkraut (285 g, fertig gegart)
3 EL Wasser
Salz
frisch gemahlener schwarzer Pfeffer
4 Nürnberger Rostbratwürstchen

ZUBEREITUNG

1. Sauerkraut mit dem Wasser in einen Topf geben. Mit Deckel bei geringer Hitze erwärmen. Mit Salz und etwas Pfeffer abschmecken.

2. Währenddessen die Rostbratwürstchen in einer beschichteten Pfanne ohne Fett braten. Beides zusammen servieren.

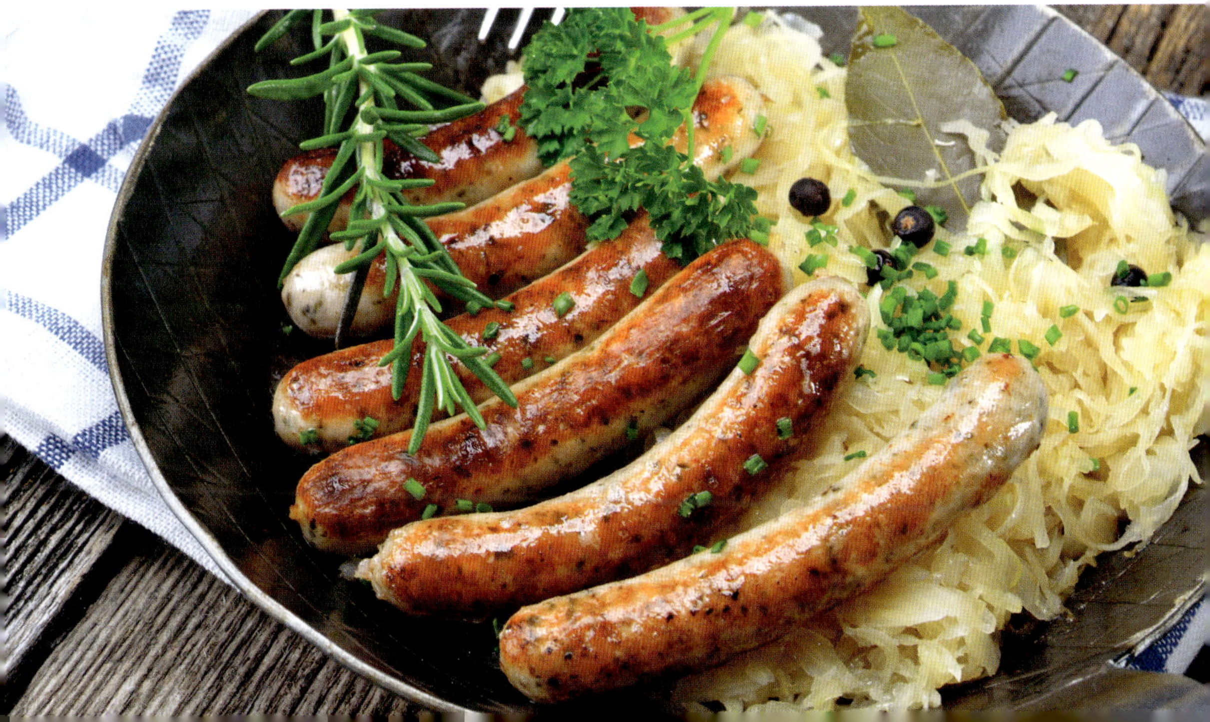

Zucchini mit gebratenem Lachs

ZUTATEN für 1 Portion

2 Zucchini
1 EL Kokosöl
Kräuter nach Belieben, frisch oder getrocknet
  (z. B. Oregano, Basilikum, Thymian)
100 g Lachsfilet
Salz
frisch gemahlener schwarzer Pfeffer

ZUBEREITUNG

1. Zucchini waschen, putzen und in ca. 5 mm dicke Scheiben schneiden. Öl in einer Pfanne erhitzen und die Zucchinischeiben darin anbraten, nach Belieben mit Kräutern würzen. Aus der Pfanne nehmen und beiseitestellen.

2. Lachs in derselben Pfanne von beiden Seiten braten, bis er gar ist. Mit Salz und Pfeffer abschmecken und mit den Zucchinischeiben servieren.

AUCH LECKER: GERÄUCHERTER LACHS

Statt frischen Lachs kannst du auch geräucherten Lachs verwenden. Zerteile diesen in mundgerechte Stücke und brate ihn in der Pfanne kurz kross an. Gib dann die Zucchinischeiben dazu und vermische das Ganze vorsichtig – fertig!

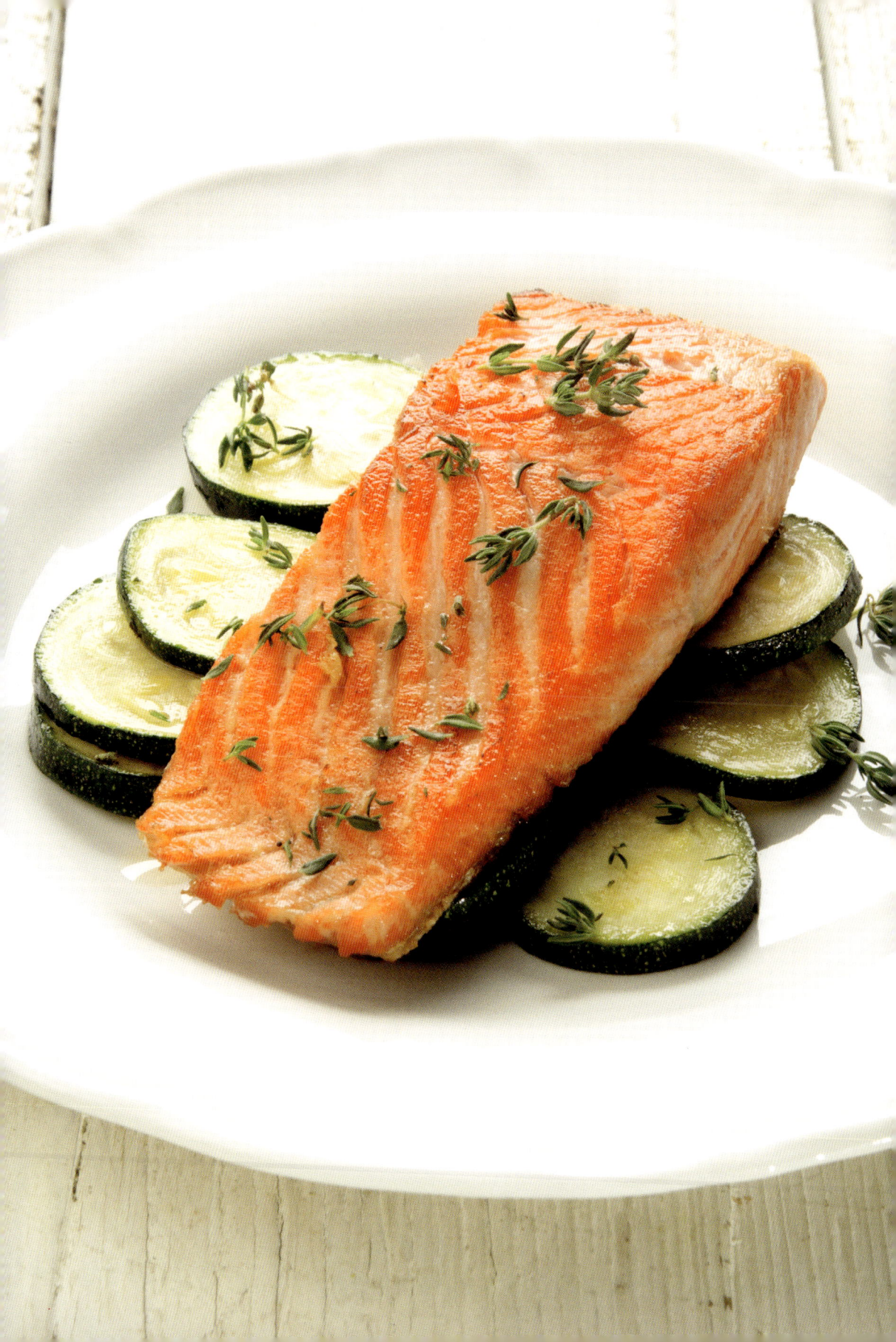

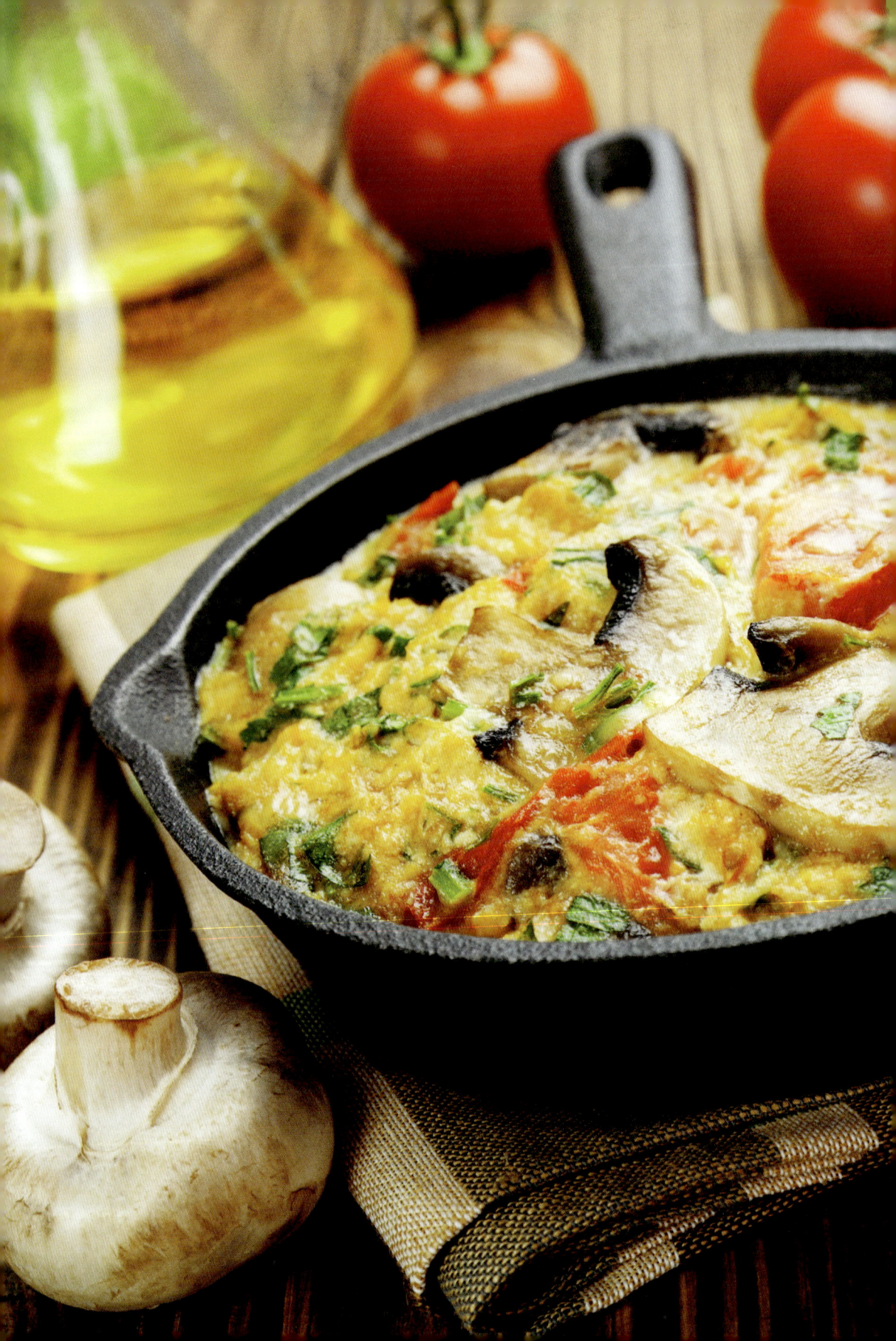

Mediterranes Omelett

 **ZUTATEN** für 1 Portion

3 Eier

Salz

frisch gemahlener schwarzer Pfeffer

1 EL Mineralwasser

1 EL Olivenöl

2 getrocknete Tomaten

5 schwarze Oliven, entsteint

ZUBEREITUNG

1. Eier mit etwas Salz und Pfeffer in einer Schüssel verquirlen. Mineralwasser vorsichtig unterrühren.

2. Öl in einer beschichteten Pfanne leicht erhitzen. Die Eimasse in die Pfanne gießen.

3. Tomaten und Oliven klein schneiden. Sobald das Ei stockt, beides auf eine Hälfte des Omeletts legen und dieses zuklappen. Deckel auf die Pfanne setzen und Omelett auf niedrigster Stufe noch 1 Minute ziehen lassen.

!

OMELETT-VARIANTEN

Omeletts sind sehr vielseitig. Man kann sie salzig und süß verfeinern. Hier sind ein paar meiner Lieblingskombinationen:

- eine halbe Banane und Cashewkerne
- Schafskäse und Gartenkräuter (z. B. Petersilie, Schnittlauch, Basilikum)
- Salamistücke und Schnittlauch
- Speck und Champignons
- Thunfisch und Zwiebelringe
- gebratene Rindfleischstreifen und Blattspinat

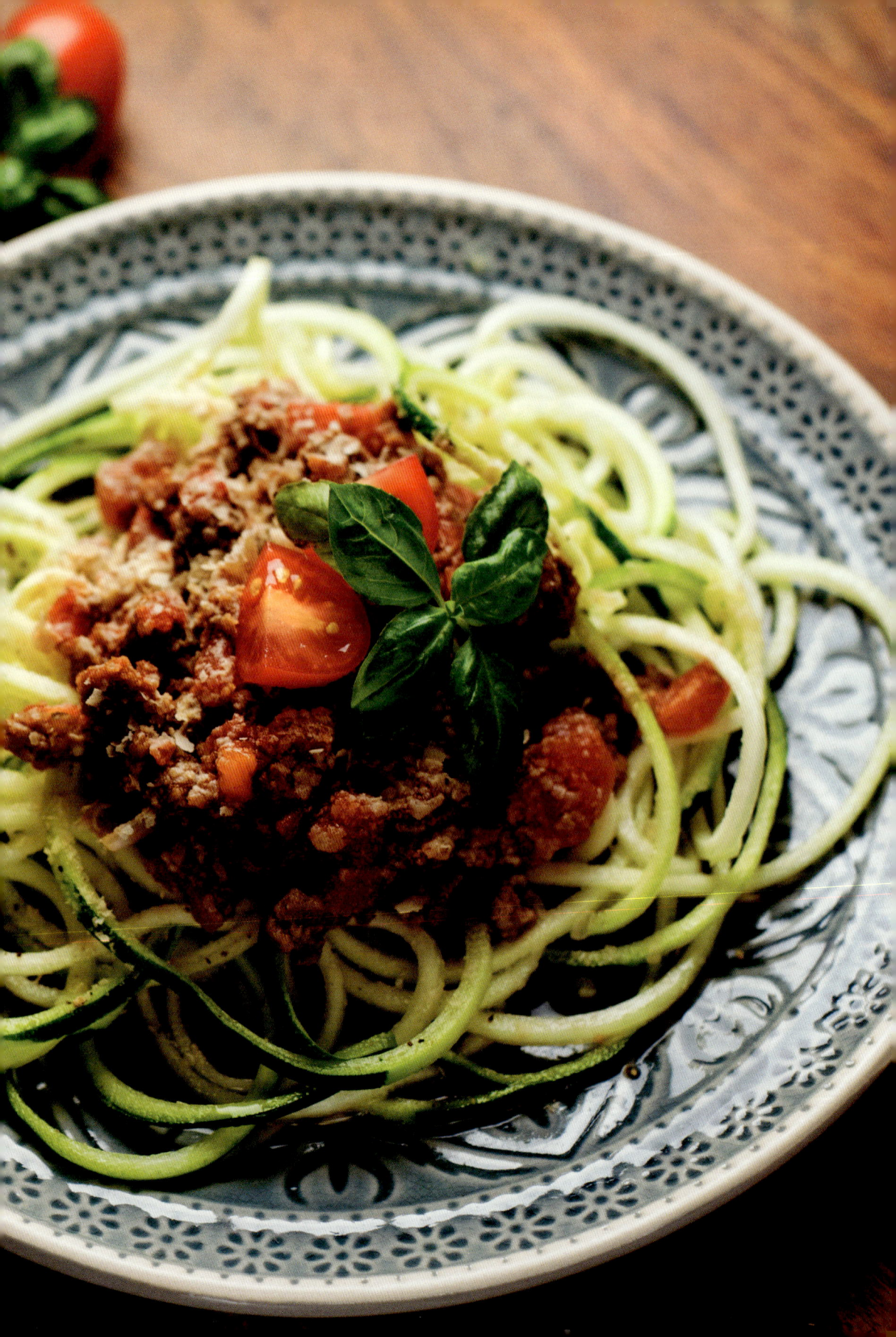

Zucchinispaghetti in Hackfleisch-Tomaten-Soße

ZUTATEN für 1 Portion

2 EL Kokosöl

50 g Hackfleisch, z. B. Schwein oder Rind
  (vegetarische Alternative: Sojaschnetzel)

1 Zucchini

2 Tomaten

3 EL Mineralwasser mit Kohlensäure

6 EL Tomatenmark

3 gehäufte EL Frischkäse

Salz

frisch gemahlener schwarzer Pfeffer

2 TL gemischte Kräuter, frisch oder getrocknet
  (z. B. Oregano, Basilikum, Thymian)

ZUBEREITUNG

1. Gegebenenfalls Sojaschnetzel nach Packungsanleitung vorbereiten. 1 EL Öl in einer beschichteten Pfanne erhitzen, dann Hackfleisch oder Sojaschnetzel scharf anbraten.

2. Zucchini waschen und mit dem Spiralschneider zu »Spaghetti« verarbeiten (wer keinen Spiralschneider hat, macht »Bandnudeln« mit dem Sparschäler). Das Hack aus der Pfanne nehmen und die Zucchinispaghetti mit einem weiteren EL Öl kurz anbraten.

3. Tomaten waschen, würfeln und zu den Zucchininudeln geben. Mineralwasser dazugeben und die Hitze etwas reduzieren. Tomatenmark und Frischkäse unterrühren. Danach das Hackfleisch untermischen. Mit Salz und Pfeffer abschmecken und nach Geschmack mit Kräutern verfeinern. Noch ein wenig köcheln lassen, um die Flüssigkeit zu reduzieren.

Gemüse-Ei-Pfanne

ZUTATEN für 4 Portionen

3 EL Rapsöl

75 g Schinkenwürfel

1 Stange Lauch

600 g Tomaten

8 Eier

Salz

frisch gemahlener schwarzer Pfeffer

1 Bund Schnittlauch

ZUBEREITUNG

1. 1 EL Öl in einer beschichteten Pfanne erhitzen. Schinkenwürfel darin anbraten.

2. Währenddessen Lauch putzen, in dünne Ringe schneiden und ebenfalls in die Pfanne geben. Kurz andünsten.

3. Tomaten waschen, halbieren, in Scheiben schneiden und auf den Lauch legen. Mit 2 EL Öl beträufeln.

4. Eier aufschlagen, verquirlen, mit Salz und Pfeffer abschmecken und über das Gemüse gießen. Bei niedriger Temperatur stocken lassen. Schnittlauch in kleine Röllchen schneiden und über das Gericht streuen.

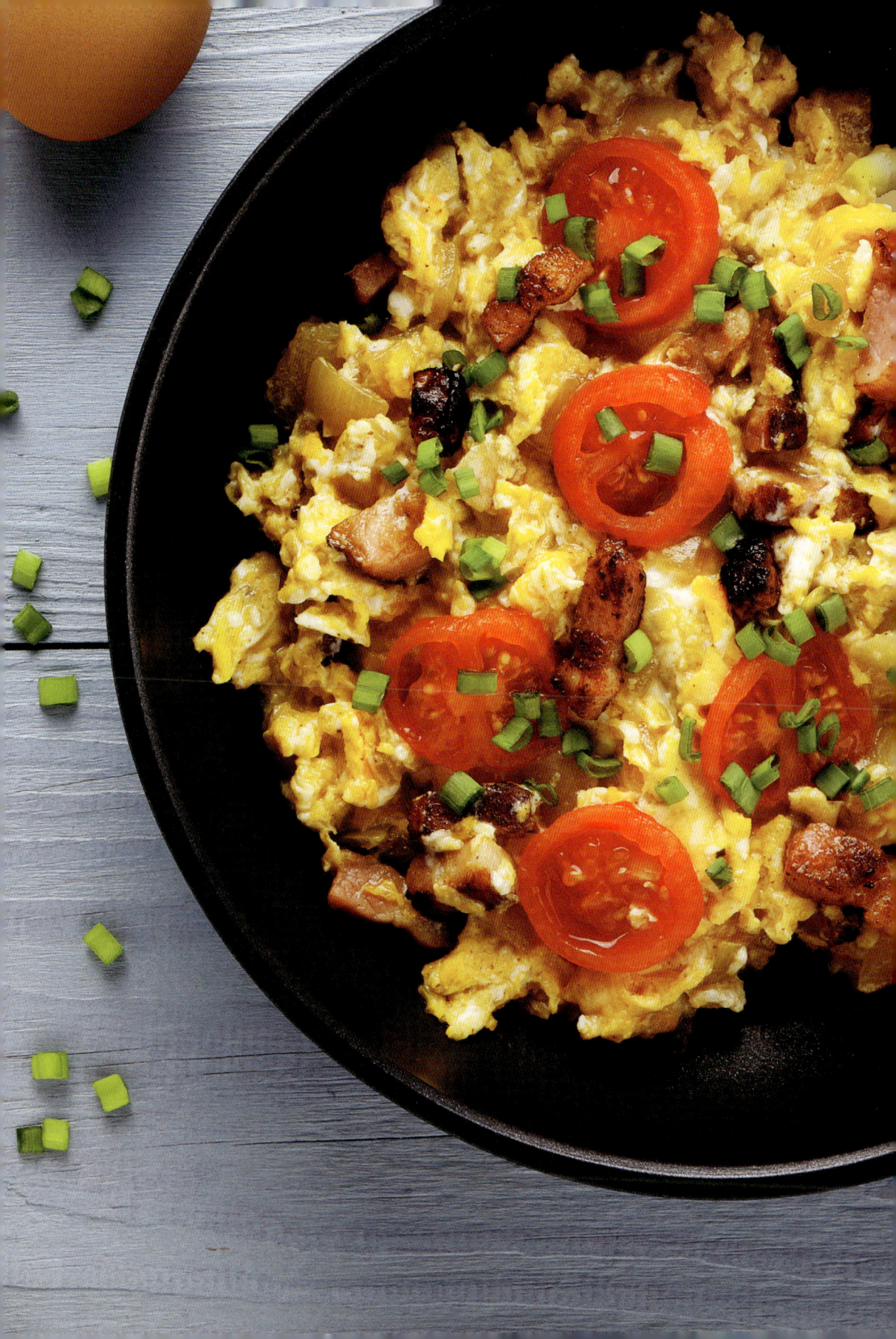

Putenbrust mit Linsen und Paprika

ZUTATEN für 1 Portion

50 g Belugalinsen

150 g Putenbrust

1 rote Paprikaschote

1 EL Kokosöl

Chiliflocken

Salz

frisch gemahlener schwarzer Pfeffer

ZUBEREITUNG

1. Belugalinsen in einem Topf nach Packungsanweisung kochen.

2. In der Zwischenzeit die Putenbrust in mundgerechte Stücke schneiden. Paprika waschen, entkernen und grob würfeln.

3. Öl in einer beschichteten Pfanne erhitzen. Putenbruststücke scharf anbraten, dann aus der Pfanne nehmen. Paprika mit den Chiliflocken in derselben Pfanne anbraten. Dann Fleisch und Linsen unterrühren. Mit Salz und Pfeffer abschmecken.

Hähnchen mit Tomaten-Brokkoli-Ratatouille

ZUTATEN für 2 Portionen

2 TL Kokosöl

250 g Hähnchenbrustfilet

1 Zwiebel

400 g Brokkoli

75 ml Gemüsebrühe

200 g stückige Tomaten aus der Dose

Salz

frisch gemahlener schwarzer Pfeffer

ZUBEREITUNG

1. 1 TL Öl in einer beschichteten Pfanne erhitzen. Hähnchenbrustfilet in mundgerechte Stücke schneiden und anbraten. Beiseitestellen.

2. Zwiebel schälen, fein würfeln und mit dem restlichen TL Öl in einem Topf andünsten.

3. Brokkoli waschen, in kleine Röschen teilen. Dicke Stiele klein schneiden. Brokkoli kurz mit den Zwiebeln andünsten. Gemüsebrühe dazugießen. Mit Deckel noch weitere 4 Minuten dünsten.

4. Tomaten und Hähnchen zugeben, Temperatur etwas erhöhen und alles noch 2–3 Minuten köcheln lassen. Mit Salz und Pfeffer abschmecken.

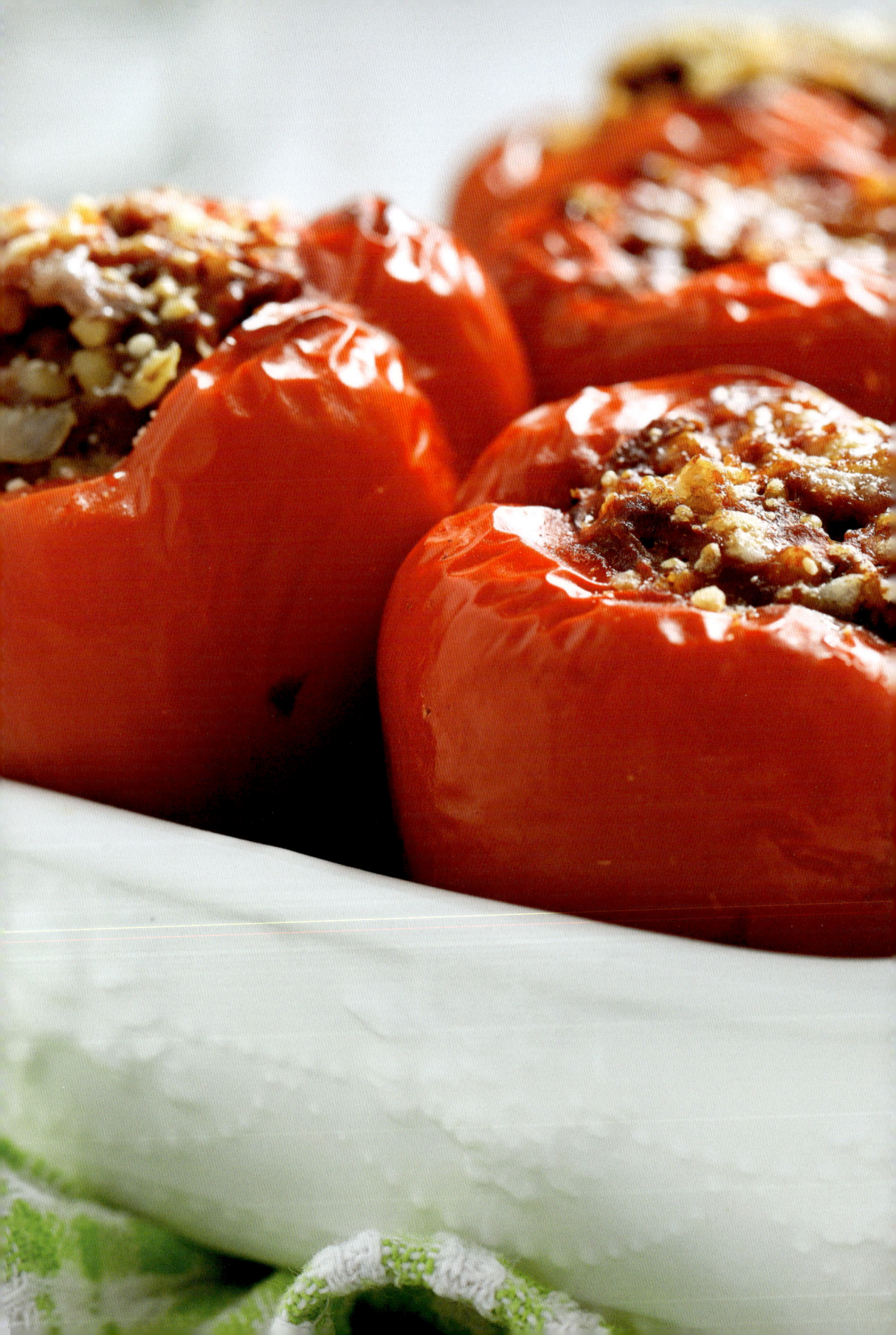

Gefüllte Paprika

ZUTATEN für 2 Portionen

4 rote Paprikaschoten

1 Tomate

1 Zwiebel

1 EL Kokosöl

500 g Rinderhackfleisch

Salz

frisch gemahlener schwarzer Pfeffer

Paprikapulver, edelsüß

200 g Erbsen (Dose oder TK)

ZUBEREITUNG

1. Backofen auf 200 °C Umluft vorheizen.

2. Paprika waschen und die Deckel abschneiden. Vorsichtig entkernen.

3. Tomate waschen und Zwiebel schälen. Beides grob würfeln und in einer beschichteten Pfanne mit 1 EL Öl anbraten.

4. Hackfleisch zugeben und scharf anbraten. Mit Salz, Pfeffer und Paprikapulver abschmecken. Erbsen untermischen. Die Hackfleisch-Gemüse-Masse in die Paprikaschoten füllen und im Ofen 25–30 Minuten backen.

Hähnchen-Kokos-Curry

ZUTATEN für 3 Portionen

1 große Zwiebel

600 g Hähnchenbrustfilet

2 kleine Zucchini

1 EL Kokosöl

Salz

frisch gemahlener schwarzer Pfeffer

Currypulver

Kurkuma, gemahlen

1 Dose Kokosmilch

ZUBEREITUNG

1. Zwiebel schälen und fein würfeln. Hähnchenbrustfilet klein schneiden. Zucchini waschen, der Länge nach vierteln und in 1 cm dicke Stücke schneiden.

2. Öl in einer Pfanne erhitzen und Hähnchenstücke darin scharf anbraten. Zwiebeln hinzugeben und mitdünsten. Zucchinistücke dazugeben und für 2–3 Minuten weiterbraten. Mit Salz, Pfeffer, Currypulver und Kurkuma würzen und mit Kokosmilch ablöschen. Umrühren und servieren.

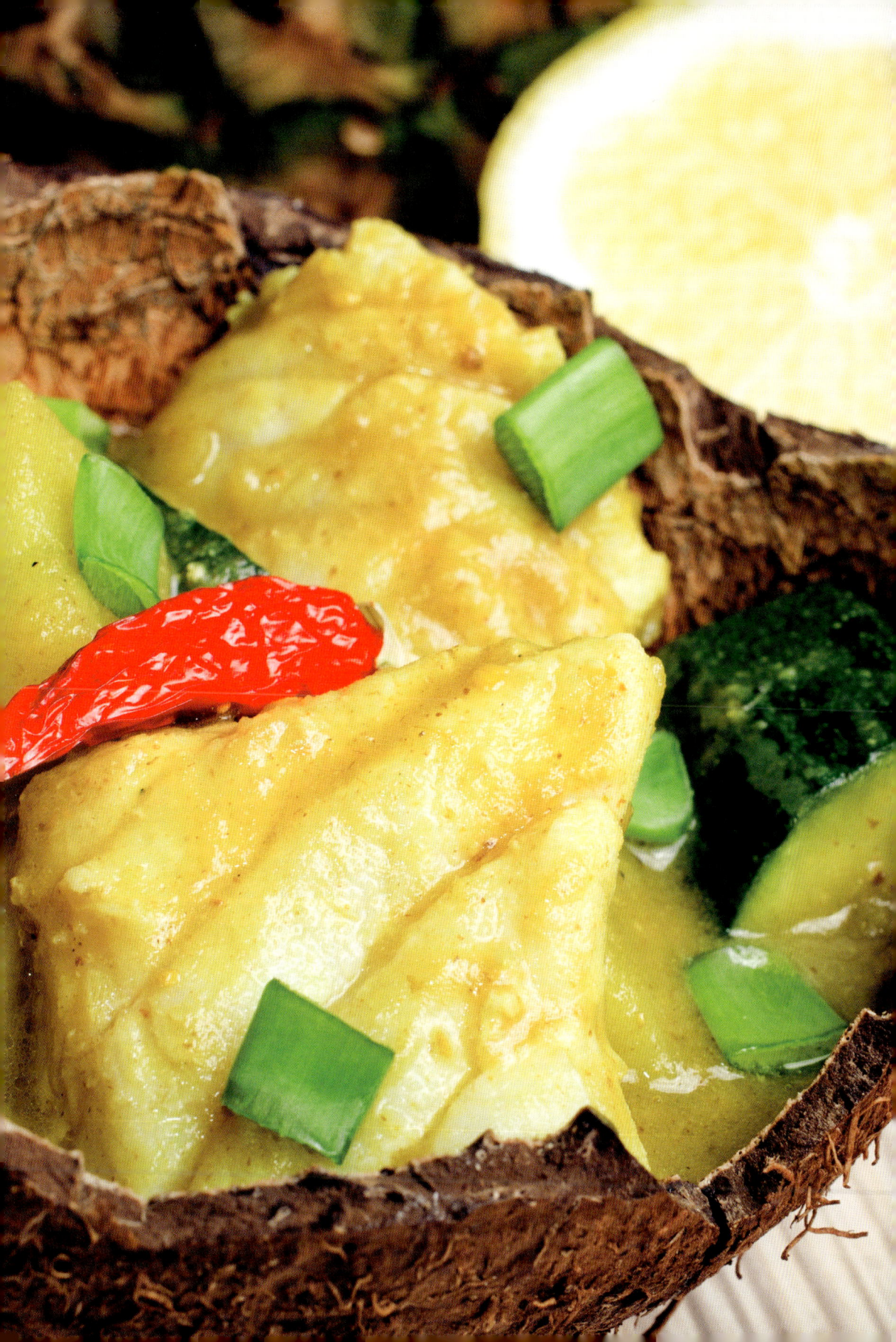

Asiatische Fischpfanne

ZUTATEN für 1 Portion

75 g Ananasfruchtfleisch, frisch

1 Frühlingszwiebel

125 g Rotbarschfilet

1 EL Kokosöl

250 g Brokkoli

100 ml Wasser

3 EL Sojasoße

50 g Mungobohnensprossen, frisch

Salz

frisch gemahlener schwarzer Pfeffer

Currypulver

ZUBEREITUNG

1. Ananas klein würfeln. Frühlingszwiebel putzen und in feine Ringe schneiden. Fischfilet in mundgerechte Stücke schneiden.

2. Öl in einer beschichteten Pfanne erhitzen und die Fischstücke kurz anbraten, herausnehmen.

3. Brokkoli waschen und in kleine Röschen zerteilen, die dicken Stiele klein schneiden. In die verwendete Pfanne geben, mit Wasser und Sojasoße unter Rühren in etwa 5 Minuten bissfest garen. Frühlingszwiebeln und Mungobohnensprossen in die Pfanne geben und kurz mitbraten.

4. Anschließend die Fisch- und Ananasstücke vorsichtig untermischen und alles noch mal kurz erwärmen. Mit Salz, Pfeffer und Currypulver abschmecken.

Lachsfilet mit Rahmspinat und Cashewkernen

ZUTATEN für 3 Portionen

4 TK-Lachsfilets

1 TL Olivenöl

Saft von 1 Zitrone

frisch gemahlener
schwarzer Pfeffer

1 Tomate

1 EL Butter

1 Zwiebel

500 g TK-Blattspinat

70 g Cashewkerne

200 ml Wasser

Salz

ZUBEREITUNG

1. Lachsfilets auftauen lassen und Backofen auf 150 °C Ober-/Unterhitze vorheizen.

2. Eine Auflaufform mit etwas Öl einfetten. Lachsfilets hineinlegen, mit Zitronensaft beträufeln und pfeffern. Tomate waschen, halbieren und in Scheiben schneiden. Auf den Lachsfilets verteilen. Alles für 25 Minuten in den Ofen schieben.

3. In der Zwischenzeit Butter in einer Pfanne bei mittlerer Hitze zergehen lassen. Zwiebel schälen, fein würfeln und in der Pfanne anschwitzen.

4. Die Temperatur erhöhen, den noch angefrorenen Spinat mit einem scharfen Messer in kleine Blöcke schneiden, nach und nach in die Pfanne geben und unter Rühren erhitzen.

5. Cashewkerne mit dem Wasser für 45 Sekunden in einem Standmixer auf höchster Stufe cremig mixen. Wenn das Wasser des Spinats fast vollständig verdampft ist, die Cashewmilch hinzufügen und alles unter Rühren kurz aufkochen. Pfanne vom Herd nehmen.

6. Rahmspinat mit Salz und Pfeffer abschmecken und mit dem Lachs servieren. (Das vierte Stück Fisch könnt ihr geschwisterlich aufteilen!)

Zucchini-Thunfisch-Pfanne

ZUTATEN für 1 Portion

1 Zwiebel

1 EL Rapsöl

1 große Zucchini

getrocknete Tomaten, Knoblauch und Chiliflocken
  nach Belieben

frisch gemahlener schwarzer Pfeffer

1 Dose Thunfisch (im eigenen Saft)

30 g Frischkäse

60 g Mozzarella

1 EL Balsamico

ein paar frische Basilikumblätter nach Belieben

ZUBEREITUNG

1. Zwiebel schälen und fein würfeln. Öl in einer beschichteten Pfanne erhitzen und Zwiebel darin anschwitzen. Zucchini waschen, der Länge nach vierteln, in grobe Stücke schneiden und mit anbraten. Nach Belieben mit getrockneten Tomaten, Knoblauch, Chiliflocken und Pfeffer würzen.

2. Thunfisch abtropfen lassen, zerpflücken und in die Pfanne geben. Frischkäse unterrühren.

3. Mozzarella in kleine Würfel schneiden, über die Thunfisch-Zucchini-Mischung geben und leicht schmelzen lassen. Mit Balsamico und nach Belieben mit Basilikum verfeinern.

Thunfischpizza Low Carb

Für den Teig

2 Dosen Thunfisch (im eigenen Saft)

4 Eier

400 g Hüttenkäse

frisch gemahlener schwarzer Pfeffer

Paprikapulver, edelsüß

Für den Belag

100 g braune Champignons

1 Zwiebel

1 rote Paprikaschote

500 g passierte Tomaten

Salz

frisch gemahlener schwarzer Pfeffer

Pizzagewürz

Paprikapulver

200 g Kochschinken

50 g geriebener Käse (z. B. Gouda)

ZUBEREITUNG

1. Backofen auf 200 °C Umluft vorheizen.

2. Für den Teig Thunfisch in einem Sieb abtropfen lassen. Eier in eine Schüssel schlagen und mit Hüttenkäse und Thunfisch vermischen. Mit Pfeffer und Paprikapulver würzen. Thunfisch-Ei-Masse auf einem mit Backpapier ausgelegten Backblech gleichmäßig verteilen. 25 Minuten im Ofen backen.

3. Für den Belag Champignons putzen, Zwiebel schälen und in Ringe schneiden, Paprikaschote waschen, entkernen und in Streifen schneiden. Falls gewünscht, das Gemüse in einer Pfanne kurz anbraten oder später roh auf die Pizza legen, dann bleibt es knackiger.

4. Tomaten in eine Schüssel geben und mit Salz, Pfeffer, Pizzagewürz und Paprikapulver abschmecken. Anschließend die Soße dünn und gleichmäßig auf dem vorgebackenen Pizzaboden verteilen.

5. Schinken in mundgerechte Stücke schneiden und mit dem Gemüse auf der Pizza verteilen. Käse darüberstreuen. Pizza weitere 8–10 Minuten im Ofen backen, bis der Käse goldgelb ist.

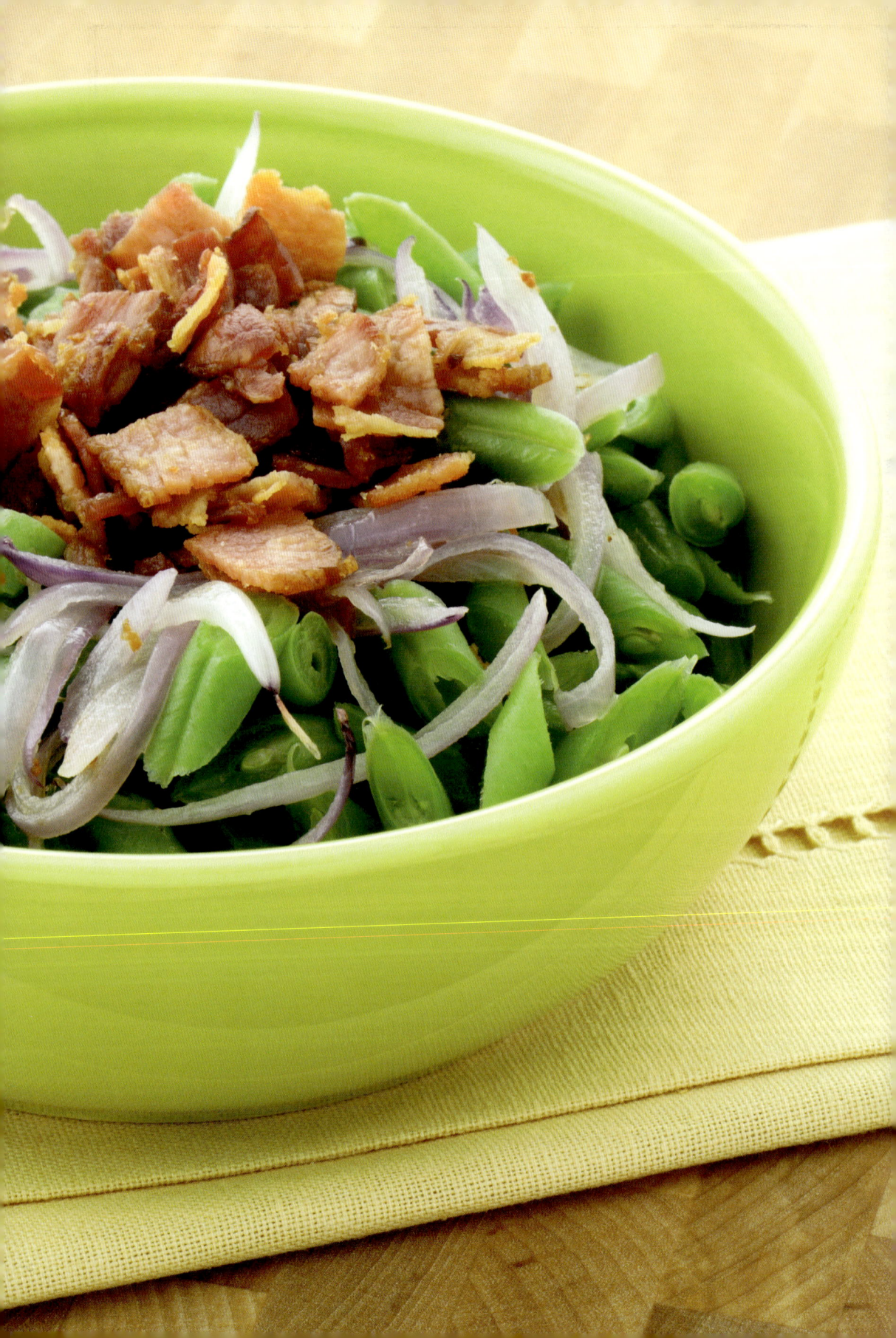

Grüne Bohnen mit Zwiebeln und Speck

 **ZUTATEN** für 2 Portionen

400 g grüne Bohnen
75 g Schinkenwürfel
2 kleine Zwiebeln
Salz
frisch gemahlener schwarzer Pfeffer

ZUBEREITUNG

1. Bohnen in Salzwasser bissfest garen.

2. In der Zwischenzeit die Schinkenwürfel in einer Pfanne ohne Fett kurz kross anbraten. Zwiebeln schälen, würfeln und zu den Schinkenwürfeln geben.

3. Bohnen in einem Sieb abtropfen lassen und ebenfalls in die Pfanne geben. Mit Salz und Pfeffer abschmecken.

Fleischbällchen mit Rosmarin

ZUTATEN für ca. 14 Stück

1 kleine Zwiebel

1 TL Rosmarin, frisch oder getrocknet

200 g Hackfleisch (z. B. Schwein oder Rind)

Salz

frisch gemahlener schwarzer Pfeffer

1 EL Olivenöl

ZUBEREITUNG

1. Zwiebel schälen und fein würfeln. Rosmarin fein hacken.

2. Zwiebel, Rosmarin und Hackfleisch in einer Schüssel mit etwas Salz und Pfeffer zu einer homogenen Masse vermengen. Circa 14 Fleischbällchen formen.

3. Öl in einer beschichteten Pfanne auf mittlerer Stufe erhitzen. Fleischbällchen von allen Seiten gleichmäßig anbraten. Dann sofort aus der Pfanne nehmen, sonst werden sie zu trocken.

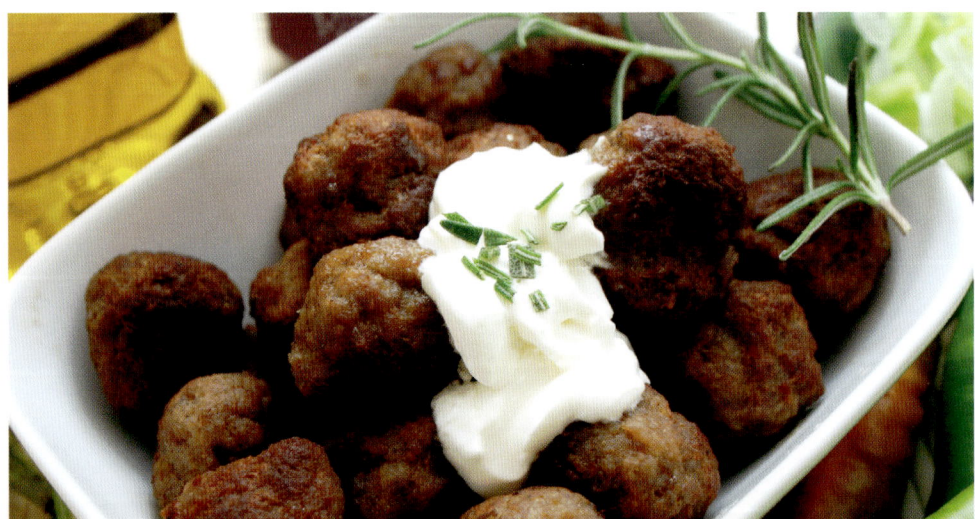

Low-Carb-Fladen mit Frischkäse

ZUTATEN für 8 Fladen

3 Eier
Salz
100 g Frischkäse
½ TL Backpulver

ZUBEREITUNG

1. Backofen auf 150 °C Ober-/Unterhitze vorheizen.

2. Eier trennen. Eigelbe beiseitestellen. Eiweiße und 1 Prise Salz mit dem Handrührgerät zu Eischnee schlagen.

3. Eigelbe mit Frischkäse und Backpulver zu einer glatten Masse verrühren. Dann den Eischnee vorsichtig unter die Eigelbmasse heben.

4. Den Teig in 8 Portionen auf einem mit Backpapier ausgelegten Backblech verteilen und etwas flach drücken. Die Fladen im Ofen in circa 25 Minuten goldgelb backen.

Ofengemüse mit Ziegenfrischkäse

ZUTATEN für 2 Portionen

je 1 rote und gelbe Paprikaschote
1 Zucchini
1 Aubergine
2 Knoblauchzehen
2 Zweige Rosmarin
4 Zweige Thymian

3 EL Olivenöl
Salz
frisch gemahlener schwarzer Pfeffer
4 Ziegenfrischkäsetaler
Honig nach Belieben

ZUBEREITUNG

1. Backofen auf 260 °C Ober-/Unterhitze vorheizen.

2. Paprikaschoten waschen, vierteln, entkernen und mit der Hautseite nach oben auf ein mit Backpapier belegtes Backblech legen. Im oberen Drittel des Ofens 5–10 Minuten grillen, bis die Haut schwarze Blasen wirft. Aus dem Ofen nehmen und 5 Minuten mit einem feuchten Geschirrtuch bedecken. Danach lassen sich die wPaprika einfach häuten.

3. In der Zwischenzeit Zucchini waschen und in ca. 1 cm dicke Scheiben schneiden. Aubergine ebenfalls waschen, der Länge nach vierteln und in etwas dünnere Scheiben schneiden. Knoblauchzehen abziehen und halbieren. Rosmarin- und Thymianblättchen von den Stielen zupfen.

4. Öl in einer großen beschichteten Pfanne erhitzen. Zucchini- und Auberginenscheiben 3–5 Minuten anbraten. Knoblauch, Rosmarin und Thymian in die Pfanne geben und 2–3 Minuten mitbraten. Mit Salz und Pfeffer abschmecken.

5. Ofentemperatur auf etwa 220 °C reduzieren. Das Pfannengemüse mit den Paprikavierteln auf dem Backblech mischen und auf mittlerer Schiene in den Ofen schieben. Wenn das Gemüse leicht braun ist, den Ziegenkäse darauflegen und weitere 3 Minuten im Ofen backen. Dann das Backblech herausnehmen, nach Belieben etwas Honig auf den Käse träufeln und das Gemüse servieren.

Feta-Kekse

ZUTATEN für 8 Kekse

2 Eier

250 g Fetakäse

2 EL Leinsamen, geschrotet

2 EL Weizenkleie

Kräuter nach Belieben, frisch oder getrocknet

  (z. B. Oregano, Rosmarin, Basilikum)

ZUBEREITUNG

1. Backofen auf 180 °C Umluft vorheizen.

2. Eier in einer Schüssel verquirlen. Fetakäse zerkrümeln und untermischen. Leinsamen, Weizenkleie und Kräuter dazugeben. Mit einer Gabel gut verrühren.

3. Den Teig in 8 Klecksen auf einem mit Backpapier belegten Backblech verteilen und 15–20 Minuten im Ofen backen. Die Feta-Kekse sollten leicht bräunlich sein.

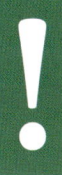

MACH EINE PIZZA DRAUS
Diesen »Feta-Teig« kannst du auch als Boden für eine Pizza verwenden. Ich belege sie nach Belieben mit Salami, gekochtem Schinken oder Käse. Du kannst sie aber auch pur essen.

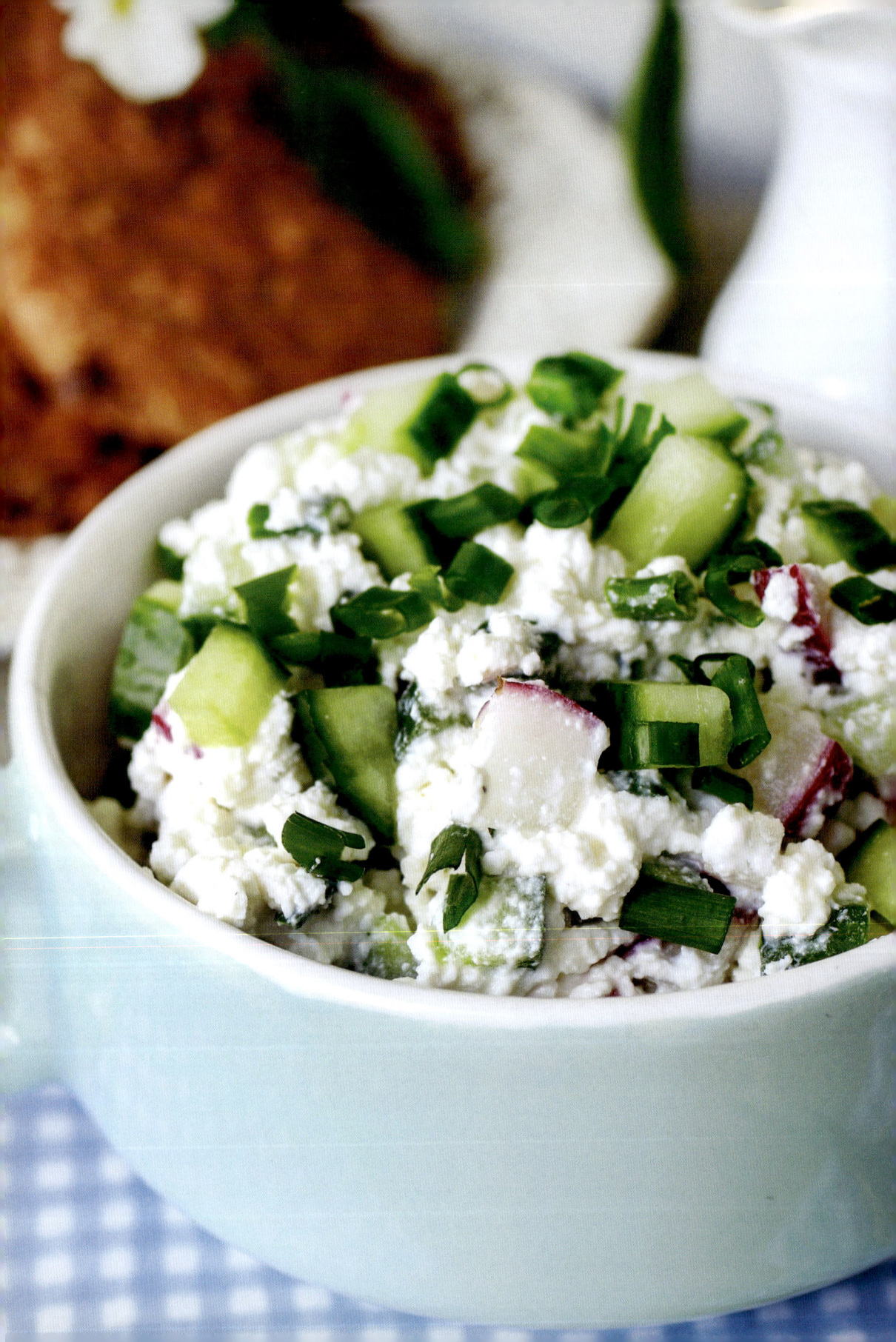

Hüttenkäse mit Gurke und Radieschen

ZUTATEN für 1 Portion

¼ Salatgurke

3 Radieschen

250 g Hüttenkäse

Salz

frisch gemahlener schwarzer Pfeffer

3–4 Stängel Schnittlauch

ZUBEREITUNG

Gurke waschen, vierteln und klein schneiden. Radieschen waschen, halbieren und ebenfalls klein schneiden. Beides mit dem Hüttenkäse vermischen und mit Salz und Pfeffer abschmecken. Schnittlauch in Röllchen schneiden und über den Hüttenkäse streuen.

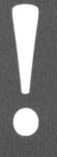

VARIANTEN MIT HÜTTENKÄSE

Hüttenkäse lässt sich vielseitig kombinieren. Hier sind noch weitere Ideen:

- Karotten und Erbsen
- Tomate und Avocado
- Kidneybohnen und Tomaten
- getrocknete Tomaten und Walnusskerne
- Frühlingszwiebeln und Schinken
- Tomaten und Salatgurke
- Räucherlachs und Meerrettich
- Apfel und Zimt
- Himbeeren und Honig

Guacamole-Eier

ZUTATEN für 2 Portionen

4 hart gekochte Eier
½ Tomate
½ Avocado
1 TL Limettensaft
Salz
frisch gemahlener schwarzer Pfeffer

ZUBEREITUNG

1. Eier schälen und halbieren. Eigelbe mit einem Löffel vorsichtig entfernen und beiseitestellen.

2. Tomate waschen und sehr klein würfeln. Mit den Eigelben, Avocado und Limettensaft vermischen und dann mit einer Gabel zerdrücken, bis eine cremige Masse entsteht. Mit Salz und Pfeffer abschmecken. Avocadocreme gleichmäßig in den Eiweißhälften verteilen.

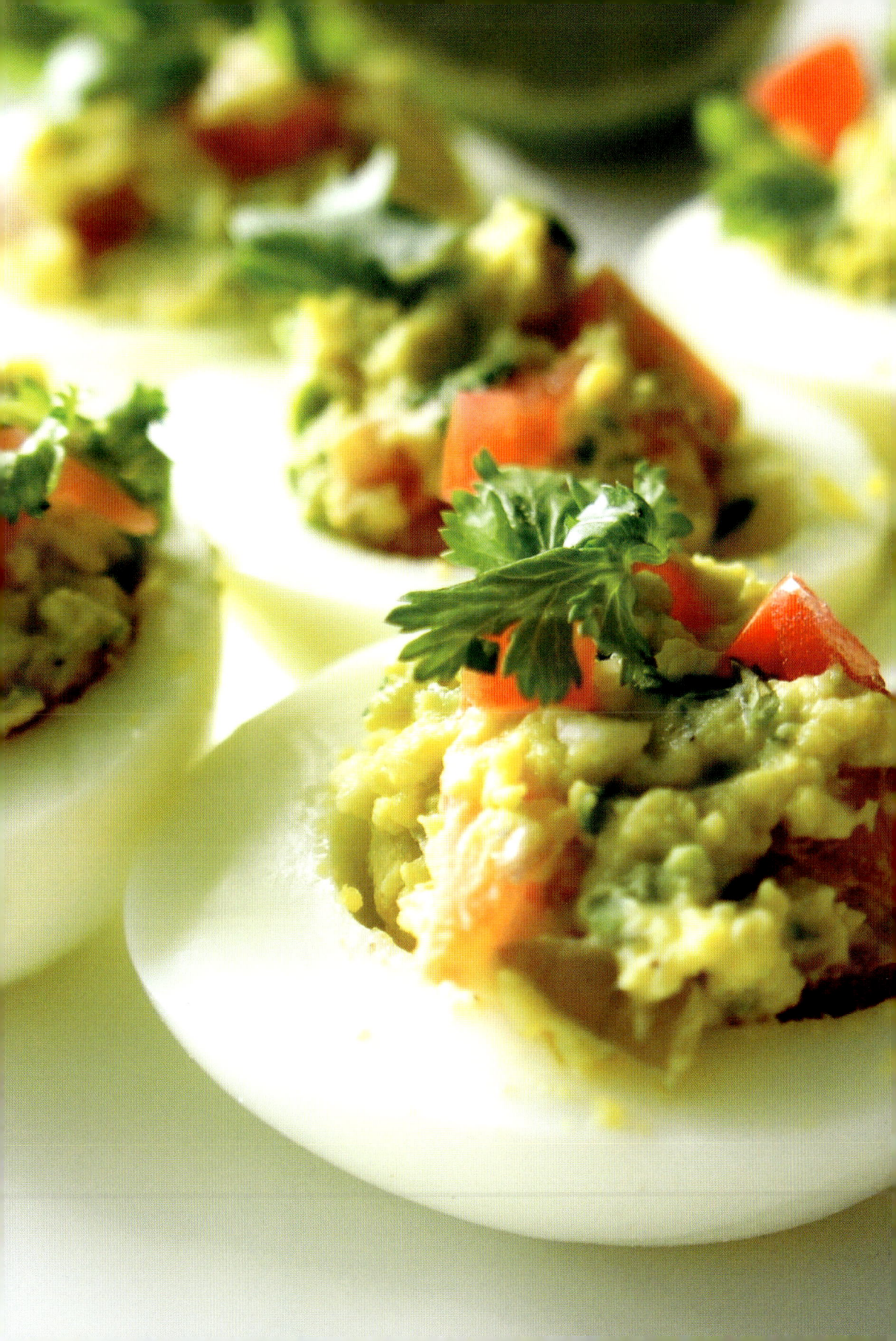

Soßen und Dressings

Meine Lieblingssoßen kannst du nicht nur für Salate verwenden, sondern auch für Quinoa- oder Reispfannen und viele andere Gerichte. Dir sind hier keine Grenzen gesetzt. Alle Soßen werden entweder mit der Gabel verrührt oder mit dem Stand- oder Stabmixer püriert. Die Soßen beziehungsweise Dressings ergeben immer eine Portion.

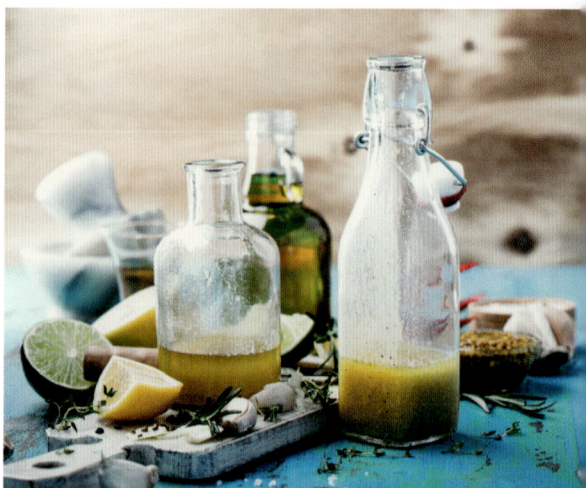

Klassiker mit Essig und Öl

ZUTATEN

1 EL Olivenöl, 1 EL Balsamico, 1 EL Wasser, 1 TL Senf (z. B. Dijon-Senf, Feigensenf oder Orangensenf), 1 TL Honig, Salz

Dieser Klassiker passt fast immer und er ist wirklich simpel zuzubereiten.

Zitronenaroma

ZUTATEN

2 EL Olivenöl, 1 TL Orangensaft, 1 TL Zitronensaft, Salz

Wer auf Essig und Balsamico verzichten möchte, probiert es einfach mit frisch gepressten Zitrusfrüchten. Schmeckt herrlich erfrischend!

Himbeergenuss

ZUTATEN

2 EL Olivenöl, 1 TL Zitronensaft, 1 Handvoll Himbeeren, Salz, frisch gemahlener schwarzer Pfeffer

Beeren für Soßen und Dressings verleihen jedem Gericht eine fruchtige Note. Statt Himbeeren kannst du auch Heidelbeeren, Maulbeeren oder Brombeeren verwenden.

Mediterran mit Pinienkernen

ZUTATEN

1 EL getrocknete Tomaten, 1 EL Pinienkerne, 2 TL Olivenöl, 1 TL Balsamico, Salz, frisch gemahlener schwarzer Pfeffer

Getrocknete Tomaten und Pinienkerne vorher klein hacken oder direkt in den Hochleistungsmixer geben.

Zitrone mit Nuss

ZUTATEN

2 EL Olivenöl, 1 TL Zitronensaft, 2 TL Nüsse (z. B. Cashew-, Mandel- oder Walnusskerne), 1 TL Wasser, Salz

Wenn du Nüsse verwendest, hack sie vorher mit dem Messer klein. Besitzt du einen Hochleistungsmixer, erledigt er das für dich.

Orientalisch angehaucht

ZUTATEN

2 EL Olivenöl, 1 TL Balsamico, 1 TL Sesampaste (Tahin), 2 EL Sesamsamen, Salz

Orientalisch angehaucht wird's mit Sesam. Passt beispielsweise hervorragend zur Quinoapfanne mit Hähnchenbrust von Seite 68.

Das kleine Smoothie-Einmaleins

Zum Mixen nehme ich am liebsten frische Lebensmittel. Es spricht aber nichts dagegen, auch Tiefkühlware zu verwenden. Spinat, Brokkoli, Mangold, Pak Choi, Stangensellerie und Salate sind hervorragende Zutaten für grüne Smoothies. Einfach grob schneiden oder zerteilen und mit Flüssigkeit mixen. Ich füge zu jedem Smoothie etwa 100 Milliliter Wasser hinzu. Du kannst aber auch mit Mandeldrink, Kokosmilch, Kokoswasser, Reis- oder Sojamilch experimentieren. Danach kannst du noch Obst hinzufügen. Probier's doch mal mit Bananen, Mango, Beeren, Avocado, Orangen, Pfirsichen, Ananas oder Kiwi. Ein starker Mixer bekommt Äpfel samt Kerngehäuse klein – aber die Schale von Orangen, Bananen und Co musst du natürlich vorher entfernen. Aufwerten kannst du

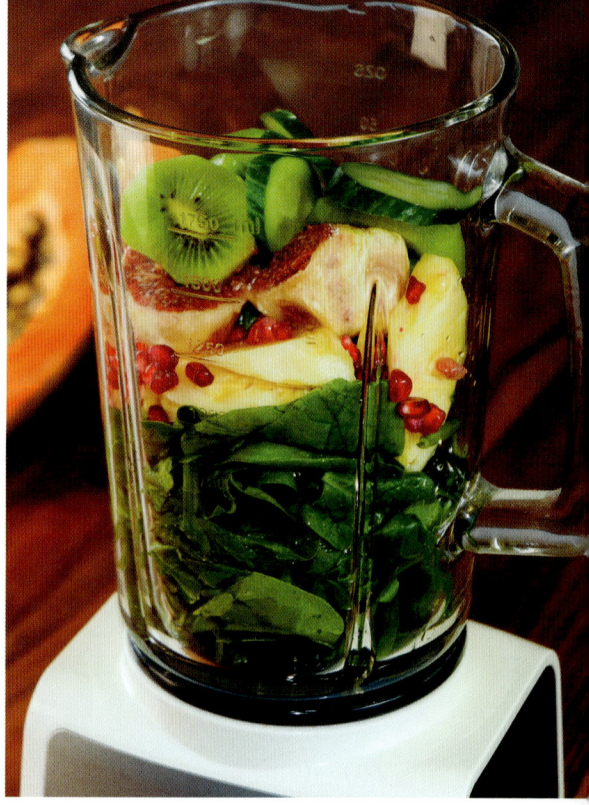

Ein Hochleistungsmixer verwandelt sämtliche Zutaten zu einem cremigen Smoothie.

deinen Smoothie dann noch mit Zimt, Kokosöl, dunklem Kakao, Matcha, Chlorella, Spirulina, Goji-Beeren oder Mandel- und Cashewkernen.

Du musst dir nicht sofort einen teuren Hochleistungsmixer kaufen. Zu Beginn reicht sogar dein Stabmixer. Je schwächer das Gerät, desto kleiner solltest du die Zutaten vorschneiden und desto länger mixen. Ich habe anfangs meine Smoothies im Thermomix zubereitet, das funktioniert auch prima. Wenn du Freude an den gesunden Drinks hast und es schaffst, sie in deinen Alltag zu integrieren, dann lohnt es sich aber, in einen speziellen Smoothie-Mixer zu investieren.

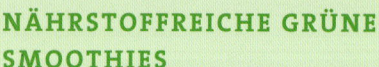

NÄHRSTOFFREICHE GRÜNE SMOOTHIES

Smoothies versorgen dich mit vielen wertvollen Mineralstoffen und Vitaminen und begünstigen den Fettabbau. Wenn du allerdings weniger als 50 Gramm Kohlenhydrate täglich zu dir nehmen willst, sind fruchtige Smoothies nicht die beste Wahl, da Obst viel Fruchtzucker, sprich Kohlenhydrate enthält. Versuch einfach, den Grünzeuganteil zu erhöhen.

Grüner Smoothie mit Minze und Orange

ZUTATEN für 1 Portion

100 g Grünkohl
10 Minzeblätter
100 ml Wasser
1 Orange
Saft von ½ Zitrone

ZUBEREITUNG

1. Grünkohl und Minzeblätter waschen. Mit dem Wasser in den Standmixer geben. Auf höchster Stufe mixen.

2. Orange und die halbe Zitrone schälen, grob zerteilen und ebenfalls in den Mixer geben. Kurz auf niedriger, dann ca. 1 Minute auf höchster Stufe mixen.

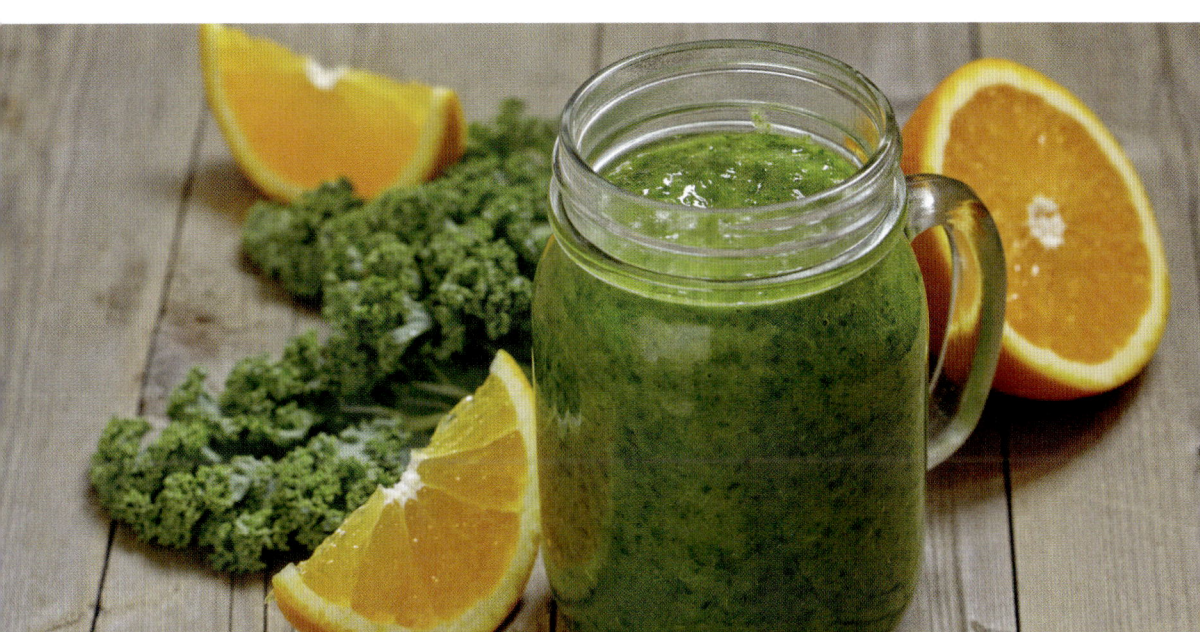

»Wropical«-Smoothie

ZUTATEN für 2 Portionen

½ Wirsing
20 g Ingwer
100 ml Wasser
2 Mangos
¼ Ananas
1 TL Honig

ZUBEREITUNG

1. Wirsingblätter waschen und grob zerteilen. Ingwer schälen und in Scheiben schneiden. Beides mit dem Wasser auf höchster Stufe im Standmixer gut mixen.

2. Fruchtfleisch von Mangos und Ananas sowie den Honig dazugeben, nochmals gründlich mixen.

Grüner Beeren-Smoothie

ZUTATEN für 1 Portion

75 g Spinat (frisch oder TK)

100 ml Kokoswasser

1 Handvoll Beeren, z. B. Heidelbeeren
   und Himbeeren

2 Orangen

ZUBEREITUNG

1. Spinat waschen oder auftauen und mit dem Kokoswasser im Standmixer gut mixen.

2. Beeren waschen und trocken tupfen, Orangen schälen und beides ebenfalls in den Mixer geben. Alles auf höchster Stufe ca. 1 Minute mixen.

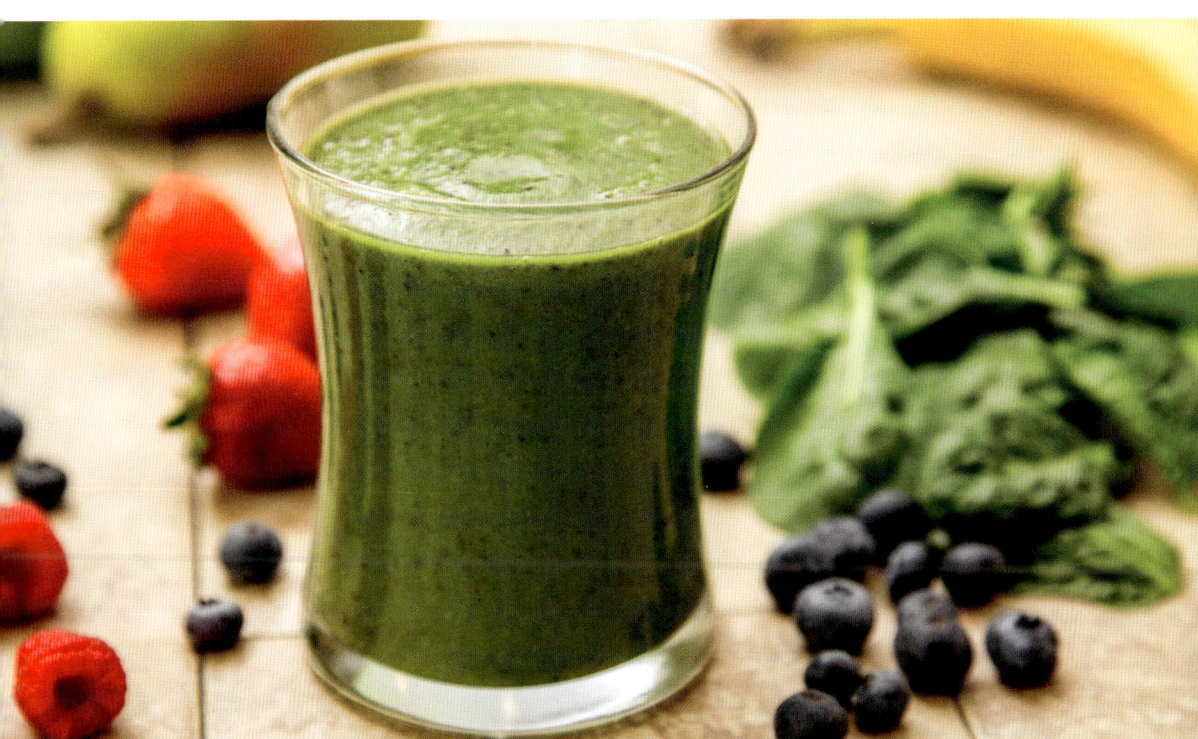

Erdbeer-Smoothie

ZUTATEN für 1 Portion

2 Pak-Choi-Blätter

100 ml Wasser

10 Erdbeeren

15 rote Trauben

1 Banane

ZUBEREITUNG

1. Pack Choi waschen, grob zerteilen und mit dem Wasser im Standmixer auf höchster Stufe mixen.

2. Erdbeeren waschen und das Grün entfernen. Trauben waschen und Banane schälen. Alles zum Pak Choi in den Mixer geben und nochmals gründlich pürieren.

Minze-Bananen-Smoothie

ZUTATEN für 1 Portion

1 Romanasalatherz

8 frische Minzeblätter

100 ml Wasser

1 Banane

ZUBEREITUNG

1. Salatherz und Minzeblätter waschen und mit dem Wasser im Standmixer mixen.

2. Banane schälen, dazugeben und nochmals kurz auf höchster Stufe mixen.

Mango-Kokos-Creme

ZUTATEN für 2 Portionen

20 g Cashewkerne
1 reife Mango
200 g Magerquark
4 EL Kokosmilch

ZUBEREITUNG

1. Cashewkerne grob hacken und ohne Fett in einer beschichteten Pfanne bei mittlerer Hitze rösten. Die Pfanne dabei immer wieder schwenken, damit die Kerne nicht anbrennen. Pfanne beiseitestellen.

2. Das Fruchtfleisch der Mango in Würfel schneiden. In einer Schüssel den Quark mit der Kokosmilch gut verrühren, dann die Mangowürfel vorsichtig unterheben. Die Creme mit den angerösteten Cashewkernen bestreuen und servieren.

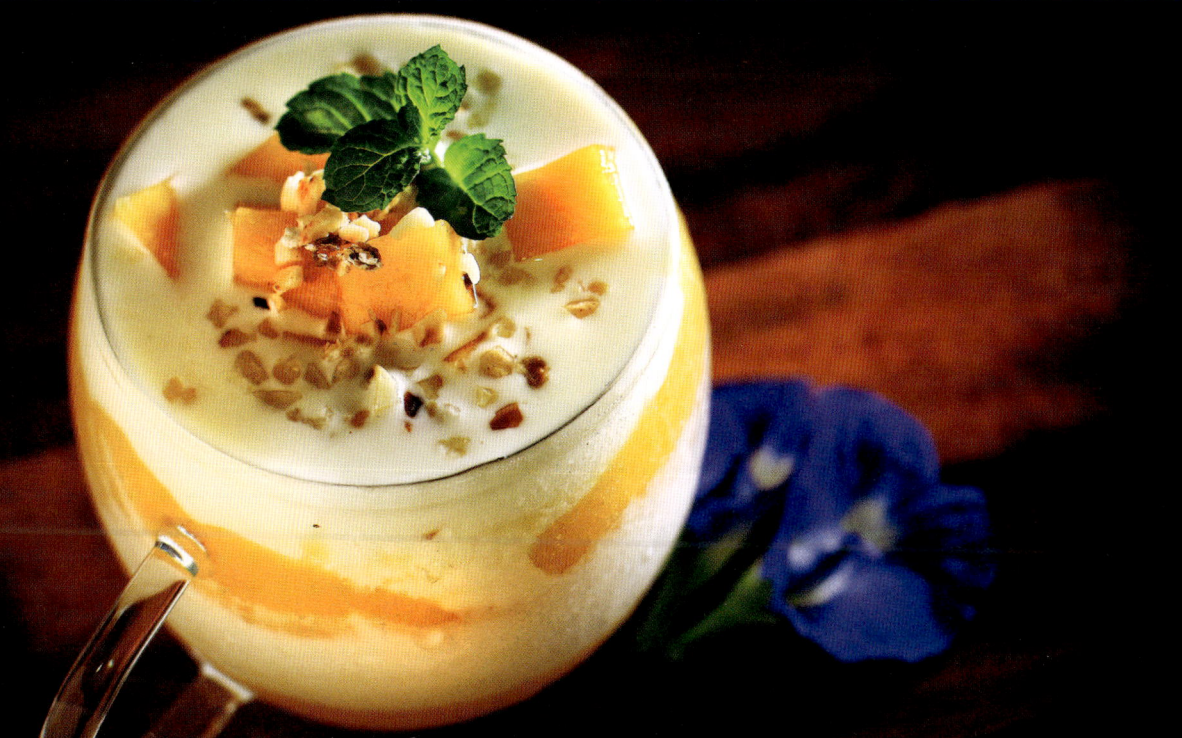

Quark mit Heidelbeeren und Chia

 **ZUTATEN** für 2 Portionen

250 g Magerquark
2 EL Mineralwasser mit Kohlensäure
1 TL Chiasamen
1 Handvoll Heidelbeeren

ZUBEREITUNG

1. Magerquark lange und kräftig in einer Schüssel rühren, bis er cremig ist. Dann Mineral-wasser unterrühren, mit den Chiasamen vermengen.

2. Heidelbeeren waschen, trocken tupfen, über den Quark geben und Quark genießen.

SÜSSE UND SAURE VARIANTEN

Der Quark lässt sich auch prima mit anderen Zutaten kombinieren:
- Chiasamen und Heidelbeeren
- Erdbeerscheiben und Kakaopulver
- Apfel und Zimt
- geriebene Gurke, Salz und Knoblauch (= Zaziki)

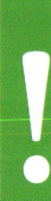

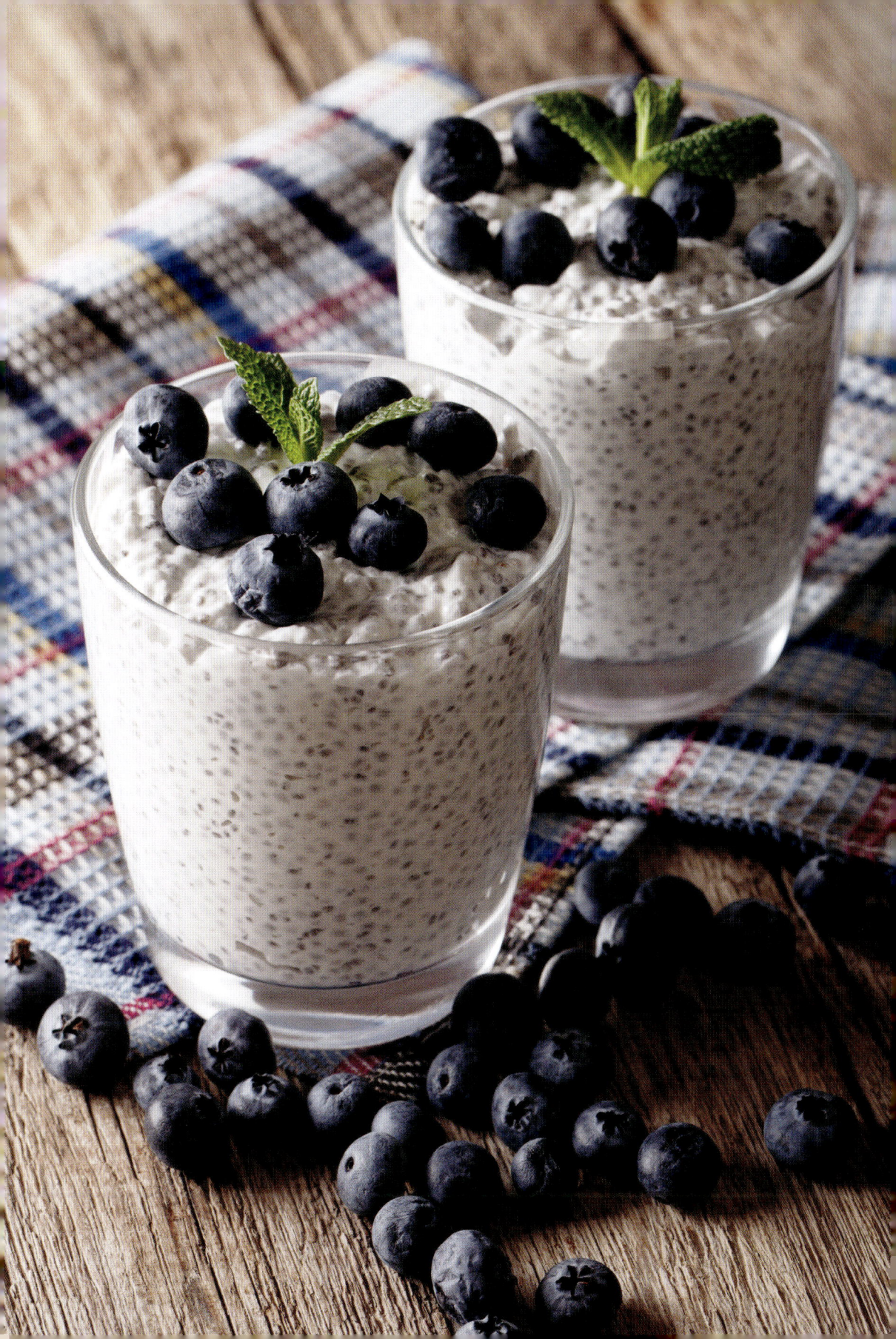

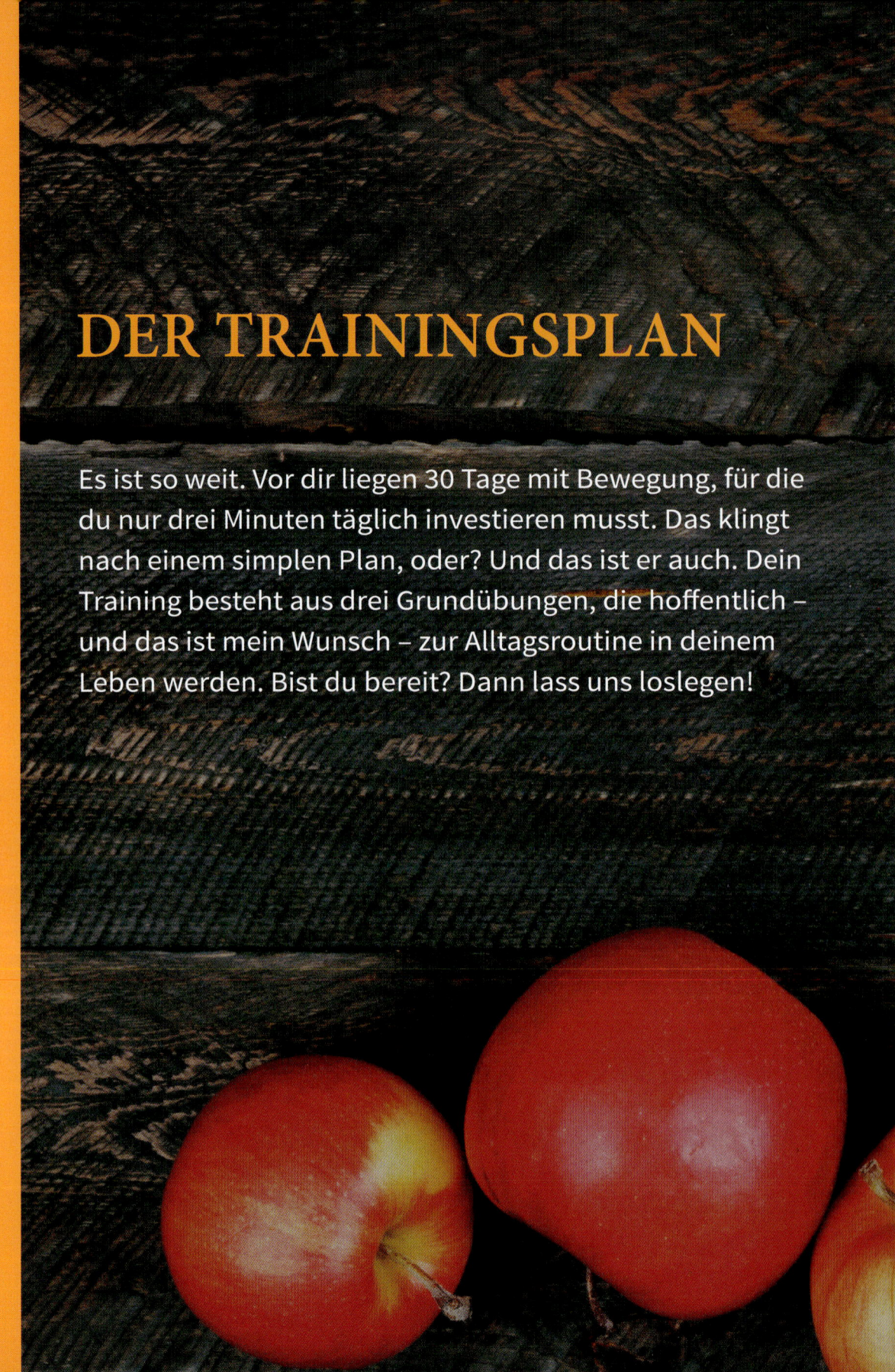

DER TRAININGSPLAN

Es ist so weit. Vor dir liegen 30 Tage mit Bewegung, für die du nur drei Minuten täglich investieren musst. Das klingt nach einem simplen Plan, oder? Und das ist er auch. Dein Training besteht aus drei Grundübungen, die hoffentlich – und das ist mein Wunsch – zur Alltagsroutine in deinem Leben werden. Bist du bereit? Dann lass uns loslegen!

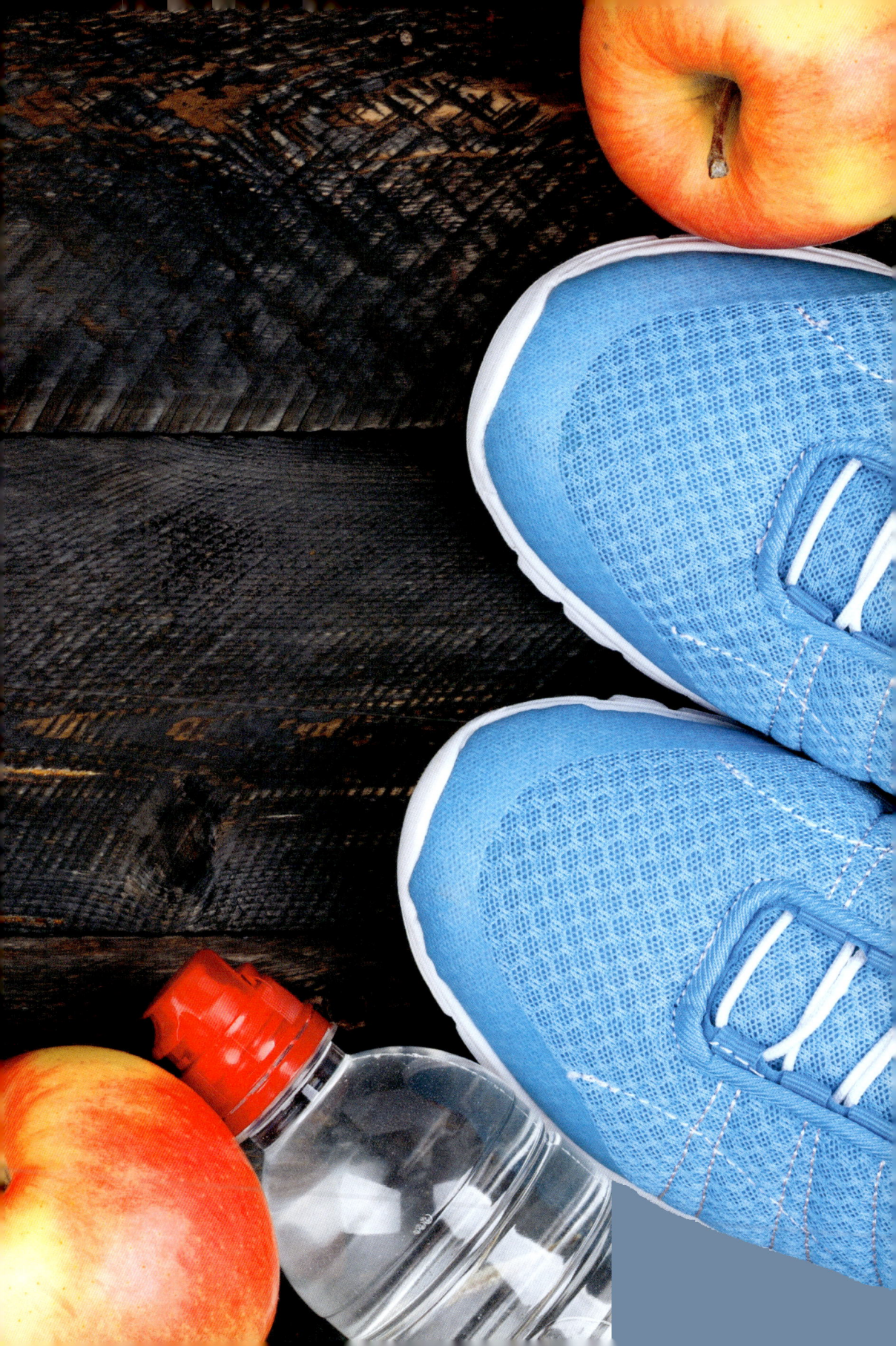

Dein Fahrplan zu mehr Bewegung

Wir starten ganz langsam. Ich werde von dir nicht verlangen, sofort jeden Tag eine Stunde zu trainieren, denn das wäre vermutlich eine zu große Herausforderung. Selbst wenn ich dich auffordere, ab jetzt jeden Tag 30, 20 oder gar nur 10 Minuten etwas für dich zu tun, erschiene dies für die meisten zunächst unerreichbar. Deshalb gebe ich dir lieber etwas an die Hand, das zu schaffen ist und du jeden Tag machen kannst, bis es zu einer neuen Gewohnheit von dir geworden ist.

Deine Trainingseinheiten bestehen aus lediglich drei Übungen: Kniebeuge, Unterarmstütz und Seilspringen. Diese drei Übungen werden wir im Lauf der 30 Tage so variieren, dass du dich im Schwierigkeitsgrad steigerst, damit du auch Trainingsfortschritte erzielst. Du brauchst dafür zu Beginn nur drei Minuten. Sei in diesen wenigen Minuten zu 100 Prozent bei dir und deinem Training. Wenn du dir diese Zeit nicht nehmen kannst, willst du es (noch) nicht genug. Dann ist dein Wunsch nach mehr Leichtigkeit und Wohlfühlen noch nicht groß genug. Menschen überschätzen sehr oft, was sie an einem Tag schaffen. Aber sie unterschätzen, was sie in 30 Tagen verändern können, wenn sie täglich dranbleiben. Das Ziel dieses Trainingsplans ist es, dass du im Idealfall morgens aus dem Bett fällst und ohne viel nachzudenken ins Tun kommst, sodass sich bei dir die simple Trainingsroutine einstellt.

Und ich möchte dich noch um etwas Wichtiges bitten: Richte während des Trainings niemals den Fokus darauf, dich bei jeder Übung und Wiederholung komplett zu verausgaben. Geh nicht permanent über deine Grenzen. Es geht NICHT darum, dass du deiner persönlichen Überschätzung gerecht wirst und dir ständig vor Augen führst, wie schlecht und wenig trainiert du bist. Es geht für dich in erster Linie darum, deine eigene Erfahrung zu machen, was mit dir und deinem Körper passiert, wenn du tatsächlich mal einen Plan für 30 Tage verfolgst und täglich einen kleinen Schritt in eine neue Richtung nimmst.

Warm-up vor der Trainingseinheit?

Ich kann dich beruhigen. Die kurzen Trainingseinheiten werden zeitlich nicht durch ein zusätzliches Warm-up aufgebläht. Viel wichtiger ist es, dass du den Sinn und Zweck der täglichen Trainingseinheiten erkennst. Wenn ich gewollt hätte, dass du nach den 30 Tagen Training dich in der Anzahl deiner Liegestütze maximal verbesserst, dann hätte ich dir einen komplett anderen Trainingsplan vorgestellt. Wenn ich gewollt hätte, dass du in jeder Trainingseinheit maximal viele Kalorien verbrennst, auch dann hätte ich dir einen komplett anderen Trainingsplan verpasst.

Wie die Kniebeuge und der Unterarmstütz ausgeführt werden, weißt du sicherlich. Wenn nicht, ist das kein Beinbruch. Ab Seite 114 sind alle Übungen detailliert beschrieben und illustriert. Die beiden Übungen erfordern hauptsächlich Kraft und Körperspannung. Das Seilspringen dagegen ist für dein Herz-Kreislauf-Training gedacht. Es ist wichtig, dass du immer beides trainierst: Kraft und Ausdauer. Betrachte das Seilspringen deshalb als kleines Warm-up. Auch die Kniebeuge ist zum Teil an deinem Warm-up beteiligt. Denn wenn du sie oft genug wiederholst – und das ohne Gewichte – trainierst du damit deine Kraftausdauer.

Grundsätzlich ist das Warm-up dazu da, deine Gelenke, Muskeln, Sehnen und Bänder auf das Training vorzubereiten. Sehnen und Bänder werden geschmeidig, deine Muskeln werden ordentlich durchblutet und deine Gelenke geschmiert, um dich vor Verletzungen zu schützen.

Eine kleine Herausforderung

In den nächsten Sekunden wirst du vielleicht schmunzeln, wenn du siehst, welche »Herausforderung« ich dir stelle. Aber glaube mir, es gibt nichts Besseres, als nach 30 Tagen auf deinem Trainingsplan 30 Häkchen zu zählen.

In der folgenden Tabelle sind ganz simpel 30 Tage dargestellt. Die Zahl beim jeweiligen Tag gibt an, wie viel Runden du von den drei genannten Übungen Kniebeuge, Unterarmstütz und Seilspringen oder den Varianten absolvieren sollst. Schreib dir diese Trainingsübersicht entweder auf ein DIN-A4-Blatt ab oder fotografiere sie mit deinem Smartphone und drucke sie aus. Dann häng den Plan in deiner Wohnung

Tag 1	Tag 2	Tag 3	Tag 4	Tag 5	Tag 6
1	1	2	2	3	3
Tag 7	Tag 8	Tag 9	Tag 10	Tag 11	Tag 12
1	2	2	3	3	4
Tag 13	Tag 14	Tag 15	Tag 16	Tag 17	Tag 18
2	2	3	3	4	4
Tag 19	Tag 20	Tag 21	Tag 22	Tag 23	Tag 24
2	3	3	4	4	5
Tag 25	Tag 26	Tag 27	Tag 28	Tag 29	Tag 30
3	3	4	4	5	5

auf, und zwar an einer Stelle, an der du oft vorbeiläufst und ihn täglich siehst. Wie dein Training konkret aussieht, erfährst du ab Seite 128. Nach jeder absolvierten Trainingseinheit hakst du ein Trainingskästchen ab. Dieses Abhaken verschafft dir nicht nur ein gutes Gefühl, sondern ist auch ein sehr starker Motivator.

So könnte das erste Workout aussehen

Der folgende Trainingsablauf ist nur eine fiktive Darstellung der allerersten Trainingseinheit am ersten Tag. Er könnte aber durchaus so aussehen, wenn du bisher wenig bis keinen Sport getrieben hast. Ich möchte dir damit lediglich verdeutlichen, dass du dir keine Gedanken darüber zu machen brauchst, wenn du nach einer halben Minute keine Puste mehr hast. Glaub mir, du wirst von Tag zu Tag besser werden, denn dein Körper passt sich mit jedem Mal an.

- Du schaffst es, 35 Sekunden Seil zu springen, die nächsten 25 Sekunden hast du keine Luft mehr für weitere Sprünge und pausierst.
- Deine Stoppuhr piept. Das ist das Zeichen, direkt mit den Kniebeugen zu starten. Nach den ersten zwölf Kniebeugen brauchst du eine kurze Pause – nimm sie dir! Nach ein paar Sekunden merkst du, dass du doch wieder Kraft hast. Deine Stoppuhr hat noch nicht gepiept, mach weiter! … 15, 16, 17 und PIEP.
- Du schließt direkt die letzte Übung, den Unterarmstütz, an. Auch hier brauchst du nach 22 Sekunden eine Pause. Leg dich für ein paar Sekunden ab – vielleicht für fünf bis zehn Sekunden. Dann packt dich der Ehrgeiz wieder und du gehst noch mal in die Position. Nach weiteren zwölf Sekunden setzt du wieder ab, die Minute ist allerdings immer noch nicht um. Ein drittes und letztes Mal nimmst du den Unterarmstütz ein und hältst ihn bis zum finalen Piepton.

STOPP DIE ZEIT

Für das Training empfehle ich dir eine Stoppuhr. Viele Smartphones haben mittlerweile eine solche Funktion oder du lädst dir eine entsprechende App herunter. Es gibt aber auch sehr gute Intervall-Timer zu kaufen. Stell den Timer so ein, dass er nach einer Minute ein akustisches Signal von sich gibt. Du kannst für das Training aber auch einfach die Nackt-gut-aussehen-Fitness-App nutzen.

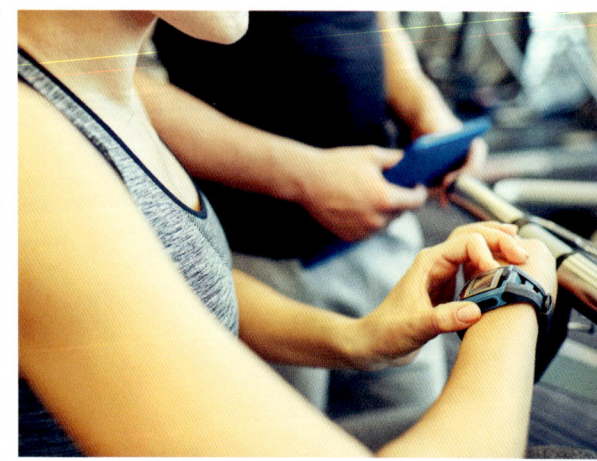

MORGENMUFFEL – WAS NUN?

Nicht jeder ist für eine tägliche Runde Sport am Morgen zu haben. Es gibt Menschen, die kommen morgens einfach schwerer in die Gänge. Wenn auch du dazugehörst, kannst du deine Trainingseinheit natürlich auch auf den Abend oder Nachmittag legen. In jedem Fall ist es wichtig, dass du täglich eine feste Zeit dafür einplanst und in deinem Kalender vermerkst, so als wäre es eine Verabredung mit deiner Freundin, ein Geschäftstermin oder ein Date.

- Herzlichen Glückwunsch, du hast deine erste komplette Runde mit insgesamt drei Minuten absolviert!

Am zweiten Tag machst du genau dasselbe noch einmal. Ab Tag 3 steigt deine Rundenzahl, somit brauchst du auch eine Minute mehr. Das Maximum benötigst du an Tag 24, 29 und 30. Somit beträgt dein morgendliches Workout 15 (5 × 3) Minuten.

Die Grundübungen

Bevor du erfährst, wie die Grundübungen und die Varianten dazu genau ausgeführt werden, möchte ich dich bitten, ein paar Tests durchzuführen, damit du weißt, ob du Kniebeuge und Unterarmstütz richtig ausführst. Keine Sorge, das ist ganz einfach! Zudem gebe ich dir noch zahlreiche

Ratschläge fürs Seilspringen mit auf den Weg. Es sieht zwar immer recht einfach und locker aus, wenn jemand das Seilspringen beherrscht, aber es gibt ein paar Kniffe und Tricks, die dir den Einstieg wesentlich erleichtern, damit du nicht frustriert nach fünf oder zehn Sprüngen abbrichst.

Damit du einen Anhaltspunkt bezüglich deines Fitnesslevels hast, empfehle ich dir, den jeweiligen Test zu Kniebeuge, Unterarmstütz und Seilspringen auszuführen. Lies dir aber zuerst die Technik zu den drei Übungen genau durch und führe sie auch probehalber ein paarmal aus, sodass du dich in der Ausführung sicher fühlst. Führe die Tests jeweils zu Beginn der 30-Tage-Challenge, also quasi an Tag 0, sowie am Ende der Challenge, also an Tag 31, durch. So hast du den besten Vergleich.

Die richtige Kniebeuge

Zunächst einmal geht es darum, dass du die Kniebeuge technisch korrekt ausführst. Platziere hierfür hinter dir einen Stuhl und stell dich direkt davor. Beginne nun, die Knie zu beugen und den Po langsam abzusenken, so als würdest du dich auf den Stuhl setzen wollen, tust es aber nicht. Sobald du die Stuhlkante an der Oberschenkelrückseite spürst, stehst du wieder auf. Richte dich dabei komplett in den Stand auf. Achte beim Absenken und Aufstehen darauf, dass du die Gesäß- und Oberschenkelmuskeln anspannst, den Rumpf aktivierst und den Rücken gestreckt hältst. Es kommt jetzt noch nicht darauf an, wie tief du kommst. Es geht zuerst einmal um die richtige Körperhaltung. Hast du ein Gefühl für die Position bekommen, nimm den Stuhl weg und führe mehrere Kniebeugen hintereinander aus.

Durch das kontinuierliche Training der Kniebeuge werden dir viele alltägliche Bewegungen leichterfallen. Nutze die täglichen »Herausforderungen« jedes Mal, wenn du dich auf einen Stuhl oder ein Sofa setzt, um bewusst deinen Körper und die Bewegung zu trainieren. Anstatt sich auf den Stuhl oder in die Couch plumpsen zu lassen, wünsche ich mir, dass du dich bewusst und kontrolliert setzt, bis dein Po die Sitzfläche berührt.

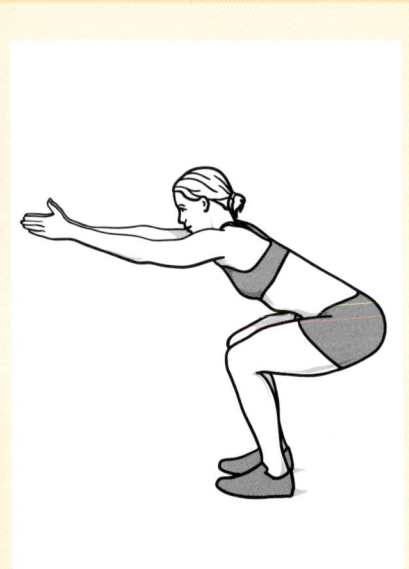

TEST KNIEBEUGE

Damit du einen Anhaltspunkt bezüglich deines Fitnesslevels hast, absolviere zu Beginn den Kniebeugentest. Wenn du noch nie eine Kniebeuge ausgeführt hast, lies dir zuerst den Abschnitt zur Technik durch und blättere zur entsprechenden Übung auf Seite 121. Dort ist sie nochmals detailliert erklärt und illustriert. Jetzt zum Test: Führe so viele korrekte Kniebeugen wie möglich in zwei Minuten aus. Stopp die Zeit. Die Tiefe der Kniebeuge ist dabei nicht entscheidend. Das Tempo ist moderat, das heißt, nicht im Zeitlupentempo, aber auch nicht zu schnell, sodass die Technik darunter leidet. Notiere dir das Ergebnis mit Datum in dein Notizbuch.

!

Der richtige Unterarmstütz

Um die Rumpfstabilität zu trainieren, gibt es wohl keine bessere Übung als den Unterarmstütz. Eine fehlende Rumpfstabilität und eine mangelhaft ausgeprägte Muskulatur in diesem Bereich sind die Ursache Nummer eins für Rückenschmerzen. Der Unterarmstütz ist auch unter vielen anderen Namen bekannt wie beispielsweise Planke oder Körperbrett.

Um den Unterarmstütz möglichst effektiv auszuführen, ist es wichtig, eine Grundspannung im gesamten Körper zu schaffen, die die Wirbelsäule während der Übung in einer neutralen Position hält. Das Wichtigste ist, dass dein Körper vom Kopf bis zu den Fersen eine gerade Linie bildet. Du wirst beim Training erst einmal mit einer einfachen Variante starten, und zwar mit abgelegten Knien. Aber auch hier gilt: eine Linie vom Kopf bis zu den Knien!

Leg dich zunächst auf den Bauch. Dann stütz dich so auf die Unterarme, dass die Ellbogen direkt unter den Schultergelenken platziert sind und die Unterarme parallel zueinander sind. Hebe nun Oberkörper, Gesäß und Beine vom Boden ab, sodass du nur noch auf Unterarmen und Fußspitzen bist. Wenn du Schmerzen im unteren Rückenbereich verspürst, spann die Gesäß- und Rumpfmuskeln mehr an und zieh den Bauchnabel leicht nach innen, damit das Becken nicht durchhängt. Zusätzlich drückst du dich aus den Schultern nach oben, sodass der obere Rücken nicht zwischen die Schulterblätter absinkt. Es gilt: keine Hängebrücke! Bitte jetzt eine Person, einen Stab oder Besenstiel der Länge nach auf deine Körperrückseite zu legen. Dabei sollten Hinterkopf, Rücken und Gesäß den Stab berühren.

TEST UNTERARMSTÜTZ

Wie bei der Kniebeuge führst du jetzt den Test für den Unterarmstütz aus. Verinnerliche noch mal die richtige Position des Unterarmstützes und achte wirklich auf die Grundspannung im Körper. Nun zum Test: Halte die Position so lang wie es dir möglich ist. Zu Beginn solltest du mindestens 30 Sekunden schaffen, etwas Trainierte schaffen durchaus 45 Sekunden bis eine Minute. Stopp die Zeit und notiere das Ergebnis mit Datum in dein Notizbuch.

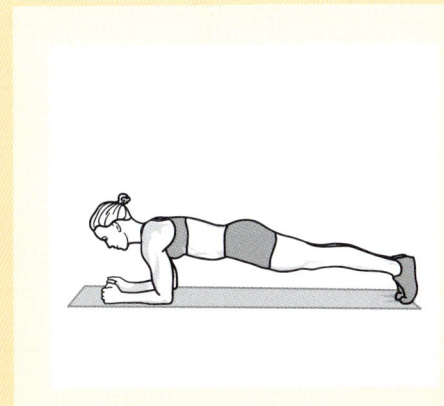

Das Seilspringen

Es ist eine der besten Übungen, um Ausdauer und Koordinationsfähigkeit zu trainieren: das Seilspringen. Aber nicht nur das! Es macht außerdem Spaß und ist für deutlich mehr Menschen geeignet als das Joggen. Beim Joggen gehen viele Menschen, besonders (Wieder-)Einsteiger zu oft über ihre Grenzen, was dazu führt, dass sie schnell die Lust verlieren, sich zu bewegen, ein weiteres Mal aufgeben und ihre Gesundheitsziele nicht erreichen. Aber wie bei jeder anderen Sportart auch gilt hier: Kläre zuerst mit deinem Arzt, ob das Seilspringen für dich geeignet ist, wenn du körperliche Beschwerden oder Einschränkungen hast.

Hier die Vorteile des Seilspringens auf einen Blick:

- Es verbessert deine Ausdauerfähigkeit.
- Bein- und Rumpfmuskulatur werden gekräftigt.
- Herz-Kreislauf- und Lymphsystem werden gestärkt.
- Koordination, Gleichgewichtssinn, Rhythmus- und Reaktionsfähigkeit werden verbessert.
- Seilspringen lässt sich unabhängig von Ort und Zeit überall durchführen.
- Ein Springseil ist günstig, leicht und passt in jede Tasche.

Die Vorbereitung

Seillänge festlegen: Die perfekte Seillänge für dich zu bestimmen, ist quasi unmöglich, denn sie hängt sowohl von deiner Körpergröße als auch von deiner Technik ab. Im Lauf der Zeit wirst du die Seillänge immer wieder mal anpassen müssen.

WAS DU BEIM KAUF BEACHTEN SOLLTEST

Springseile gibt es aus unterschiedlichen Materialien. Verwendet werden unter anderem Baumwolle, Hanf, Gummi, Leder, Kunststoff oder Stahl. Das sehr leichte Gewicht von Seilen aus Baumwolle, Hanf und Kunststoff führt oft dazu, dass das Seil nicht schnell genug gedreht werden kann und somit das Training weniger Spaß macht. Einziger Vorteil: Sie sind hervorragend für Kinder geeignet, da sie sich damit weniger verletzen können.

Für ein effektives Training empfehle ich dir ein Springseil mit Griffen und Kugellager. Durch das Kugellager verdreht sich das Seil nicht, was dich zu einer ungewollten Pause zwingen würde. Außerdem lässt sich das Springseil schneller drehen. Das ist wichtig für deinen Trainingsfortschritt. Solche Springseile gibt's bereits ab zehn Euro. Wer möchte, dass das Seil nicht so schnell verschleißt, muss tiefer in die Tasche greifen. Profispringseile kosten bis zu 40 Euro.

!

Stell dich mit einem Fuß auf die Mitte des Springseils und nimm die Griffe mit einer Hand. Wenn du diese nun entlang des Körpers nach oben führst, sollten sich die Griffenden auf Höhe deiner Achselhöhlen befinden. Mit dieser Seillänge bist du perfekt vorbereitet, um zu starten.

Griffe richtig halten: Nimm die Griffe locker zwischen Daumen und Zeigefinger. Die übrigen Finger sind locker um den Griff gelegt. Die Arme bleiben während des Springens neben dem Körper, es bewegen sich nur die Handgelenke.

Sportschuhe und Sprungtechnik: Da das Seilspringen eine für den gesamten Körper ideale Bewegungsform ist, sind keine extra gedämpften Schuhe nötig. Die beste Technik ist, auf den Fußballen beziehungsweise den Vorderfüßen zu springen. Dadurch federt dein Körper jeden Sprung mittels Muskelkraft ab. Das ist auch der Grund, warum Seilspringen (zu Beginn) so anstrengend ist und du mit Sicherheit einen Muskelkater haben wirst. Dafür spürst du, dass du etwas für dich und deine Muskeln getan hast. Zudem sind deine Gelenke durch die aktivierten Muskeln in Füßen, Beinen und Rumpf bestens geschützt. Ein besseres natürliches Dämpfungssystem gibt es nicht.

Techniktraining

Damit du nach der ersten Trainingseinheit nicht frustriert aufgibst, ist es wichtig, das Timing, das Springen und das entsprechende Drehen des Seils unter einen Hut zu bringen. Um das Timing zu verbessern,

solltest du vorab das Springen und das Drehen des Seils beherrschen.

Das Springen: Es sind lediglich zwei Punkte, die du beachten musst: Da das Seil recht dünn ist, sei dir bewusst, dass du nur wenige Zentimeter vom Boden abheben musst, damit das Springseil unter deinen Füßen hindurchpasst. Zudem springst du nur auf der Stelle. Du bewegst dich nicht hüpfend in irgendeine Richtung. Dazu eine kleine Aufgabe:

Leg das Seil in voller Länge auf den Boden. Stell dich vor das Seil und beginne, darüber zu springen. Vor, zurück, vor, zurück … immer wieder. Dabei ist es vollkommen egal, ob du aus Versehen auf das Seil springst oder es leicht berührst. Das Ziel dieser Übung ist, so schnell wie möglich immer wieder über das Seil zu springen und dabei so flach wie möglich zu bleiben. Mit der Zeit entwickelst du ein Gefühl für die richtige Sprunghöhe. Dazu kommt, dass das Geräusch des drehenden Seils für viele Menschen eine sehr hilfreiche Stütze beim Seilspringen ist. Es übertönt jedoch das Geräusch des Springens, weswegen ich dich als Erstes ohne Seil springen lasse. Während du über das Seil springst, sag jedes Mal, wenn du auf dem Boden landest, ein kurzes lautes Wort wie zum Beispiel »hepp«. Dieser »Sound« hilft dir, das Timing zu verbessern.

Das Drehen: Es erfolgt nur aus dem Handgelenk und ist notwendig, damit du Geschwindigkeit in die ganze Sache bekommst. Darüber steuerst du dann die Intensität des Trainings. Um das Seil tatsächlich schnell um deinen Körper schwingen zu können, peitschst du es bei jeder Umdrehung vor dir auf den Boden. Versuch, den Aufprall des Seils so gering wie möglich zu halten. Wenn deine Schultermuskulatur schneller ermüdet, als du überhaupt zum Schwitzen kommst, kreist du zu sehr aus Armen und Schultern. Das Drehen des Seils um den Körper resultiert fast ausschließlich aus der Bewegung im Handgelenk. Die Arme sind während des Seilspringens vom Körper abgespreizt und quasi regungslos. Hier wieder eine kleine Aufgabe:

Nimm das Seil mit beiden Griffen in eine Hand. Beginne nun, das Seil, ohne zu springen, neben deinem Körper zu drehen, und zwar so, dass es sich parallel zu dir dreht und etwa 30 bis 40 Zentimeter

vor deinen Füßen auf den Boden trifft. Du wirst feststellen, dass es gar nicht so einfach ist, sich dabei nicht selbst zu peitschen. Aber irgendwann hast du den Dreh raus. Achte dabei auf das Geräusch, das das drehende Seil verursacht – ein leises permanentes Rauschen. Das zweite Geräusch ist der sachte Aufprall des Seils auf dem Boden – hier kommt dein »Hepp!« zum Einsatz.

Das Timing: Versuch nun, gleichmäßig über das liegende Seil am Boden zu springen und gleichzeitig ein anderes neben deinem Körper mitzudrehen. Vergiss das »Hepp!« nicht. Kombiniere beides immer wieder. Ich empfehle dir, anfangs auch unbedingt auf deinen Takt zu achten und dein »Hepp!« während des Springens laut auszurufen. Das wird dir enorm helfen, dein Timing zu üben.

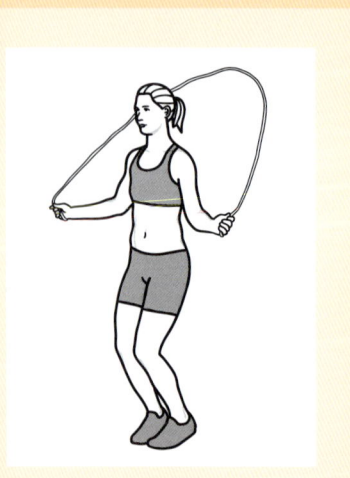

TEST SEILSPRINGEN

Für den Test solltest du dir vorab die Informationen zur Technik durchlesen und wirklich einige Probesprünge absolvieren. Nur so weißt du, ob die Sprünge klappen und du dich sicher fühlst. Zum Test: Absolviere so viele Sprünge wie möglich in zwei Minuten. Stopp die Zeit und notiere das Ergebnis mit Datum in dein Notizbuch.

!

Alle Übungen im Detail

Auf den folgenden Seiten sind alle Übungen, die du in den nächsten 30 Tagen absolvieren wirst, detailliert beschrieben, mit Illustrationen dargestellt sowie mit einem Schwierigkeitsgrad versehen, der mit Punkten gekennzeichnet ist:

Lies dir die Übungsausführungen genau durch, damit du während des eigentlichen Trainings keine Zeit verlierst, denn jede Übung wird ja nur eine Minute lang ausgeführt. Let's go!

●●● = leicht
●●● = mittel
●●● = schwer

Seilspringen ●●●

Trainiert die Ausdauer beziehungsweise das Herz-Kreislauf-System.

Greife die Seilenden und halte es locker in den Händen, sodass das Seil hinter dir gerade noch den Boden berührt. Stell dich aufrecht hin. Beginne, das Seil von hinten nach vorn zu schwingen, und spring locker und rhythmisch über das Seil.

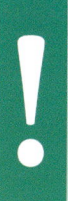

SEILSPRINGEN OHNE SEIL

Ist es dir nicht möglich, in der Wohnung Seil zu springen, leg das Seil auf den Boden und hüpfe einfach nur darüber. Hast du kein Springseil, stell dir vor, du hättest eines in der Hand, und imitiere das Seilspringen (in der Nackt-gut-aussehen-Fitness-App findest du weitere Varianten im Videoformat).

Hampelmann ●●●

Trainiert die Ausdauer beziehungsweise das Herz-Kreislauf-System.

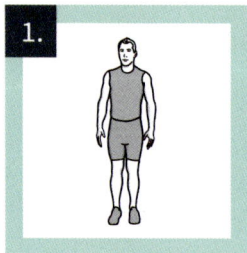 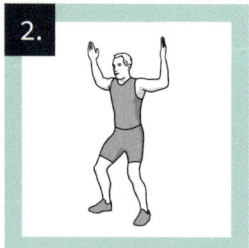

1. Starte mit geschlossenen Füßen im aufrechten Stand und lass die Arme locker hängen.
2. Spring jetzt in eine weite Grätsche und bring gleichzeitig die Hände über den Kopf.

HINWEISE
Du kannst den Hampelmann auch im aufrechten Stand mit über dem Kopf angehobenen Armen beginnen. Beim Sprung in die Grätsche nimmst du die Arme dann nach unten.

Hohes Marschieren ●●●

Trainiert die Ausdauer beziehungsweise das Herz-Kreislauf-System.

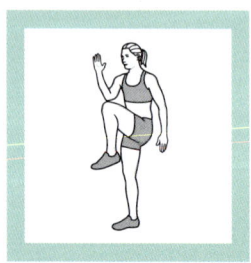

Starte in einem hüftbreiten und aufrechten Stand. Marschiere sehr dynamisch möglichst auf einer Stelle. Heb dabei die Beine abwechselnd so weit an, bis das jeweilige Knie mindestens auf Hüfthöhe ist. Nimm die Arme gegengleich zu den Knien mit.

Kniebeuge ●●●

Trainiert das Gleichgewicht, ist wichtig für grundlegende Alltagsbewegungen. Es werden viele Gelenke und große Muskelgruppen gleichzeitig genutzt und aktiviert, die Beweglichkeit im Unterkörper wird verbessert.

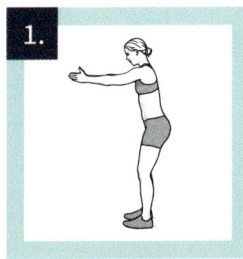 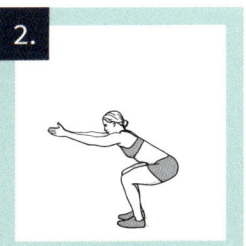

1. Starte in einem hüftbreiten und aufrechten Stand. Die Füße sind parallel oder leicht nach außen rotiert. Halte die Arme auf Schulterhöhe nach vorn oder locker vor der Brust.

2. Beuge nun Hüften und Knie und bring das Gesäß so tief, wie es deine Beweglichkeit zulässt. Optimal wäre bis auf Kniehöhe. Schieb das Gesäß weit nach hinten, sodass dein Hauptgewicht auf den Fersen lastet. Der Rücken ist gestreckt. Zieh den Bauchnabel etwas nach innen, damit der Rumpf stabil und aktiv ist. Halte die Arme entweder auf Schulterhöhe oder nimm Sie dynamisch mit. Spann die Oberschenkelmuskeln und das Gesäß an und drück dich wieder in die aufrechte Position nach oben.

HINWEISE

Die Füße bleiben während der gesamten Bewegung komplett auf dem Boden. Achte darauf, dass du jedes Mal beim Hochkommen die gestreckte und aufrechte Ausgangsposition erreichst.

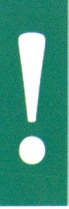

DER GUMMIBANDTRICK

Stell dir während der gesamten Bewegung vor, dass ein Gummiband um deine Knie befestigt ist. Versuch, dieses Gummiband während der Bewegung mit den Knien nach außen zu drücken. So stellst du sicher, dass sich die Knie in der korrekten Position befinden, nämlich über den Füßen, und nicht nach innen knicken.

Variante: gesprungene Kniebeuge ●●●

Trainiert vor allem die Oberschenkelmuskeln und das Gesäß, verbessert die Beweglichkeit im Unterkörper.

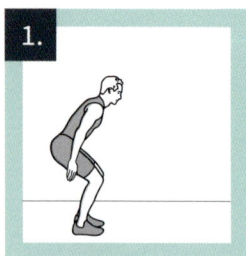 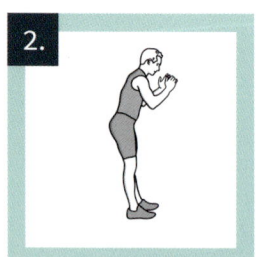

1. Starte in einem aufrechten Stand mit hüftbreit geöffneten Füßen. Geh maximal so tief in die Hocke, wie du es bei der regulären Kniebeuge auch machen würdest.
2. Aus dieser Position springst du jetzt explosiv nach oben, so hoch du kannst. Nimm dabei die Arme mit nach oben. Lande wieder in der Kniebeugenposition und schließe sofort die nächste Wiederholung an.

HINWEISE

Lande so sanft wie möglich. Rolle die Füße vom Fußballen bis zur Ferse möglichst schnell ab, sodass du wieder mit beiden Füßen auf dem Boden stehst. Nur so kannst du dich wieder kraftvoll nach oben abdrücken.

EINE MÖGLICHE ZWISCHENVARIANTE

Wenn dir die Übung zu Beginn noch zu anspruchsvoll ist, empfehle ich dir Folgendes: Nach dem Sprung landest du geschmeidig und kommst sofort in die Hocke, als würdest du gleich wieder abspringen wollen. Allerdings richtest du dich nun zunächst wieder in den Stand auf, nimmst zwei bis drei tiefe Atemzüge und schließt dann erst die nächste Wiederholung an.

Unterarmstütz mit abgelegten Knien ● ● ●

Alle Varianten des Unterarmstützes trainieren die Rumpfmuskeln, vor allem den Bauch, und sorgen für eine stabile Körpermitte.

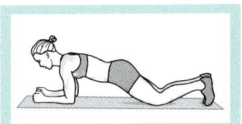

Stütz dich aus der Bauchlage mit den Unterarmen so ab, dass sie parallel ausgerichtet sind. Die Ellbogen sind direkt unter den Schultern. Die Handflächen zeigen nach oben oder zueinander. Heb den Körper und die Beine an, lass aber die Knie abgelegt und die Fußspitzen aufgestellt. Der Körper ist vom Kopf bis zu den Knien in einer Linie. Halte die Position.

Variante: Unterarmstütz ● ● ●

Erfordert eine erhöhte Körperspannung durch die gestreckten Beine.

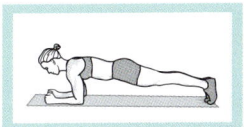

Der klassische Unterarmstütz wird mit gestreckten Beinen ausgeführt. Die Füße stehen idealerweise nah beisammen, sodass du die Fersen gegeneinanderdrücken kannst. Das erhöht die Beinspannung zusätzlich. Der Körper ist vom Kopf bis zu den Fersen in einer Linie. Halte die Position.

HINWEISE

Der Unterarmstütz, egal in welcher Variante, lebt davon, dass der Rumpf wie ein Brett ist. Das erreichst du, indem du den Bauch aktiv und das Gesäß maximal anspannst. So kannst du den Bauchnabel besser nach innen ziehen und die Bauchmuskeln nicht nur mehr anspannen, sondern sie auch deutlicher spüren.

Seitstütz ● ● ●

Trainiert die seitliche Rumpf- und Bauchmuskulatur.

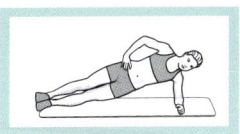

Komm in eine Seitenlage. Stütz den Ellbogen direkt unter der Schulter auf, der Unterarm zeigt nach vorn. Die Handfläche ist zum Boden gedreht oder aufgestellt. Die Füße sind übereinandergelegt. Stütz die freie Hand in der Hüfte ab. Heb das Becken an, richte den Körper in einer Linie aus und halte die Position.

Hohe Planke mit abgelegten Knien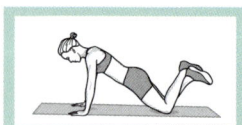

Alle Varianten der hohen Planke trainieren die Rumpfmuskeln, vor allem den Bauch, sorgen für eine stabile Körpermitte und verbessern die Schulterstabilität.

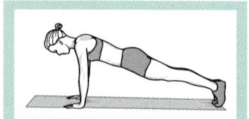

Komm in den Vierfüßlerstand und platziere die Hände direkt unter den Schultern. Setz die Knie so weit hinter den Hüften auf, dass der Körper beim Absenken des Beckens vom Kopf bis zu den Knien in einer Linie ist. Spann die Rumpf- und Gesäß- muskeln fest an und zieh den Bauchnabel nach innen, damit das Becken nicht durchhängt. Halte die Position.

HINWEISE

Du kannst die Füße anheben und die Unterschenkel kreuzen, wie abgebildet, oder die Fußspitzen aufgestellt lassen, wie es für dich angenehmer ist.

Variante: hohe Planke

Erfordert eine erhöhte Körperspannung durch die gestreckten Beine.

Nimm die klassische Liegestützposition ein. Die Hände sind di- rekt unter den Schultern platziert. Die Beine sind gestreckt und die Fußspitzen aufgestellt. Spann die Rumpf- und Gesäßmuskeln fest an und zieh den Bauchnabel nach innen, damit das Becken nicht durchhängt. Der Körper ist vom Kopf bis zu den Fersen in einer Linie.

SCHÜTZE DIE HANDGELENKE

Damit deine Handgelenke bestmöglich geschützt sind und nicht schmerzen, empfehle ich dir, die Fingerspitzen so fest wie möglich in den Boden zu drücken, so als wolltest du dich dort festkrallen. So werden zum einen viele Muskeln in den Unterarmen zusätz- lich aktiviert, zum anderen entlastest du damit die Handgelenke, weil die Kraft gleich- mäßig auf die ganze Handfläche verteilt ist.

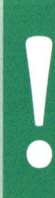

Liegestütz mit abgelegten Knien ●●●

Alle Liegestützvarianten trainieren die Schulter- und Rumpfmuskeln, vor allem den Bauch, sowie die Oberarmrückseite (Trizeps) und stabilisieren die Körpermitte.

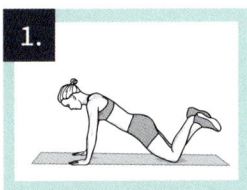 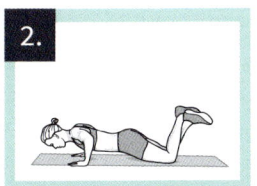

1. Komm in den Vierfüßlerstand und platziere die Hände direkt unter den Schultern. Setz die Knie so weit hinter den Hüften auf, dass der Körper beim Absenken des Beckens vom Kopf bis zu den Knien in einer Linie ist. Spann den Rumpf, vor allem die Bauchmuskeln, und das Gesäß fest an und zieh den Bauchnabel etwas nach innen, sodass das Becken nicht durchhängt. Heb die Füße an und kreuze die Unterschenkel. Der Körper bildet vom Kopf bis zu den Knien eine Linie.
2. Senk den Oberkörper ab, indem du die Ellbogen beugst. Führe dabei die Oberarme eng am Oberkörper und senk die Brust möglichst nah zum Boden ab. Drück dich dann unter maximaler Rumpfspannung wieder nach oben.

Variante 1: halber Liegestütz ●●●

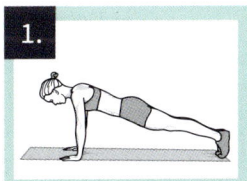 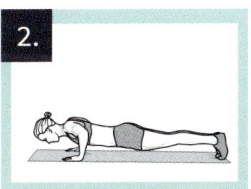

1. Nimm die Liegestützposition ein und streck die Beine. Die Fußspitzen sind aufgestellt, die Füße sind maximal hüftbreit geöffnet. Der Körper ist in einer Linie.
2. Senk den Oberkörper nur so weit ab beziehungsweise beug die Ellbogen nur so weit, dass du aus dieser Position mindestens acht kleine Wiederholungen absolvieren kannst oder besser noch die gesamte Trainingsminute durchführen kannst.

Variante 2: Liegestütz mit Stopp ●●●

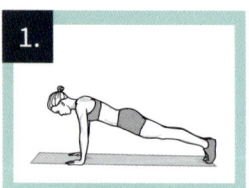 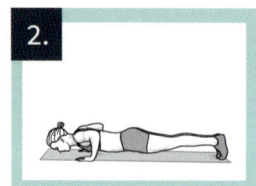 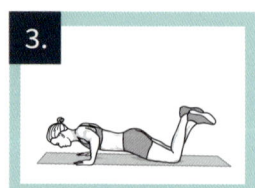

1. Nimm die Liegestützposition ein und streck die Beine. Die Fußspitzen sind aufgestellt, die Füße sind maximal hüftbreit geöffnet. Dreh die Fersen leicht zueinander. Der Körper ist in einer Linie. Richte den Blick schräg nach vorn zum Boden.
2. Beug jetzt die Ellbogen und senk den Oberkörper langsam und kontrolliert so weit wie möglich ab.
3. Leg dann die Knie ab und drück dich mit abgelegten Knien nach oben, bis die Arme wieder gestreckt sind. Heb dann die Knie vom Boden ab, sodass der Körper wieder in einer Linie ist, und wiederhole den Bewegungsablauf.

Variante 3: Liegestütz ●●●

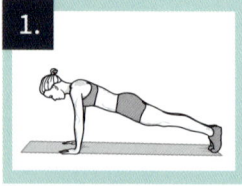 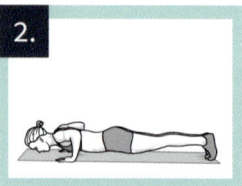

1. Nimm die Liegestützposition ein und streck die Beine. Die Fußspitzen sind aufgestellt, die Füße sind maximal hüftbreit geöffnet. Dreh die Fersen leicht zueinander. Der Körper ist in einer Linie. Richte den Blick schräg nach vorn zum Boden.
2. Senk nun den Oberkörper bis knapp über dem Boden ab, indem du die Ellbogen beugst. Führe die Oberarme eng am Oberkörper.

HINWEISE

Wie bei der Kniebeuge (Seite 121) ist auch hier der Bewegungsumfang zunächst zweitrangig. Deutlich wichtiger ist die Stabilität im gesamten Körper. Für etwas mehr Stabilität empfehle ich dir, anfangs die Füße deutlich mehr als hüftbreit aufzustellen.

Hockstrecksprung ●●●

Trainiert die Ausdauer beziehungsweise das Herz-Kreislauf-System, aber auch die Kraftausdauer.

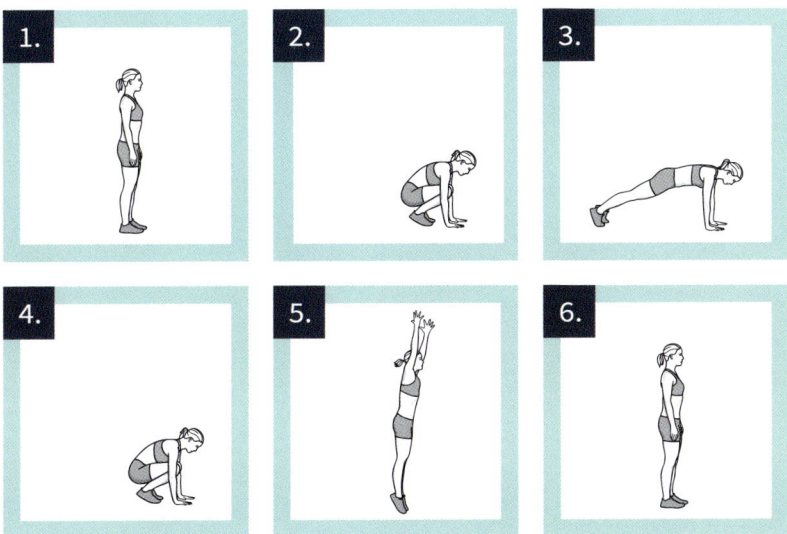

1. Starte im aufrechten Stand mit hüftbreit geöffneten Füßen.
2. Komm dann in eine tiefe Hocke und platziere am tiefsten Punkt die Hände direkt vor den Füßen auf dem Boden. Halte die Knie etwas nach außen (denk an das imaginäre Gummiband um deine Knie).
3. Spring dann kontrolliert mit den Füßen zurück, sodass du in der Liegestützposition bist.
4. Spring dann wieder mit den Füßen nach vorn in die Hocke.
5. Nutze den Schwung aus der Tiefe und drück dich sofort nach oben ab in den Strecksprung. Bring dabei die Hände über den Kopf.
6. Lande anschließend sanft auf den Fußballen und wiederhole den Bewegungsablauf.

Dein Trainingsplan für die 30-Tage-Challenge

Du bekommst für jede Woche Hinweise, wie das Training absolviert wird und welche Übungen du durchführst. Wichtig dabei ist, dass du möglichst keine Pausen während und zwischen den Übungen machst. Denn nur so ist dein Training wirklich effektiv. Jede Trainingswoche umfasst immer nur sechs Tage. So ergeben sich während der 30-Tage-Challenge insgesamt fünf Trainingswochen mit je sechs Trainingstagen. Die Trainingszeit ist auf ein Minimum begrenzt, da du immer nur drei Übungen absolvierst. Jede Übung wird eine Minute lang durchgeführt, und das die kompletten fünf Wochen hindurch. Dein Körper wird sich aber schon nach kurzer Zeit an die Bewegung gewöhnen. Deshalb wirst du dich von Woche zu Woche auch steigern – sowohl im Schwierigkeitsgrad als auch bei der Anzahl der Runden.

ETWAS MEHR ABWECHSLUNG

In den folgenden Wochen habe ich nur das Seilspringen als Ausdauerübung gewählt. Je öfter du es ausführst, desto besser gelingt es dir auch im Lauf der Zeit. Wenn du gern ein bisschen mehr Abwechslung in die Ausdauer bringen möchtest, kannst du jederzeit den Hampelmann (Seite 120) oder das hohe Marschieren (Seite 120) einsetzen. Bei mehreren Runden kannst du die Übungen sogar im Wechsel durchführen.

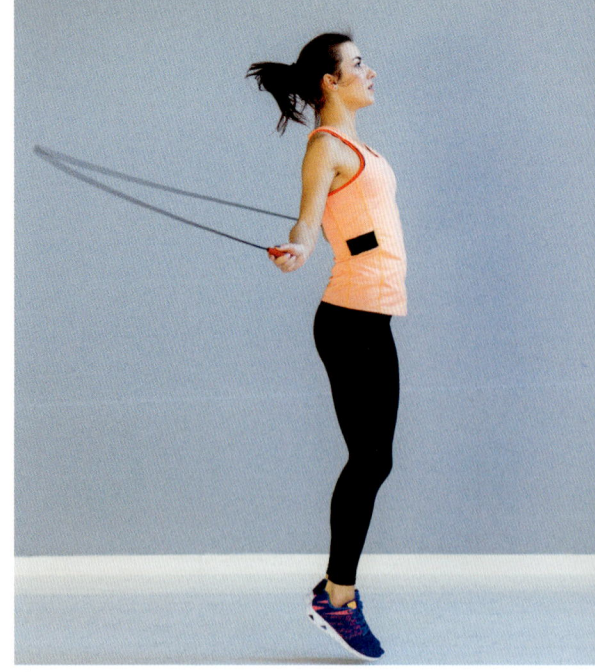

Seilspringen kann richtig Spaß machen – vorausgesetzt man beherrscht die Technik.

Pausieren erlaubt

Wenn du zu Beginn eine Übung nicht für eine Minute durchhältst, dann mach Pause, bis die Minute um ist, und fahr mit der nächsten Übung fort. Damit dein Training aber die gewünschten Effekte erzielt, solltest du auch als Einsteiger 30 Sekunden als Minimum schaffen – egal ob es eine Halteposition oder eine dynamische Ausführung ist.

Bei zwei oder mehr Runden beende immer zuerst eine komplette Runde mit allen drei Übungen, dann beginnst du wieder von vorn und führst die nächste Runde aus. Wenn es dir zu Beginn nicht möglich ist, die zweite Runde ohne Pause anzuschließen, kannst du nach der ersten Runde für eine Minute pausieren. Reduziere jedoch die Pausen von Runde zu Runde und von Woche zu Woche.

Woche 1

In den ersten sechs Tagen wirst du maximal neun Minuten trainieren. Du startest mit den einfachen Grundübungen. Auch wenn du Einsteiger bist, sollten die Übungen und Runden ohne Pausen machbar sein. Wenn du zu Beginn eine Minute dennoch nicht schaffst, kein Problem. Halt so lange wie möglich durch und pausiere für den Rest der Minute, dann schließt du die nächste Übung an. Starte beim Unterarmstütz mit der Einsteigerversion mit abgelegten Knien. Wenn du merkst, dass diese Variante für dich machbar ist, kannst du während der Minute die Knie jederzeit vom Boden abheben und in die gestreckte Position kommen.

Tag 1 und 2
1 Runde

1. Seilspringen
2. Kniebeuge
3. Unterarmstütz mit abgelegten Knien

Tag 3 und 4
2 Runden

1. Seilspringen
2. Kniebeuge
3. Unterarmstütz mit abgelegten Knien

Tag 5 und 6
3 Runden

1. Seilspringen
2. Kniebeuge
3. Unterarmstütz mit abgelegten Knien

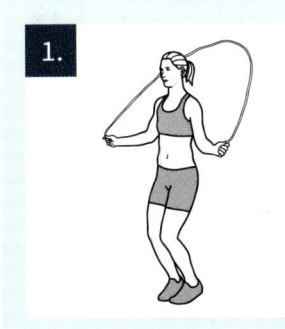
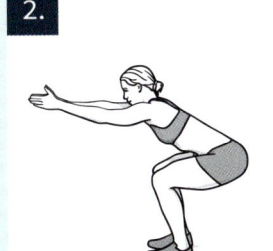
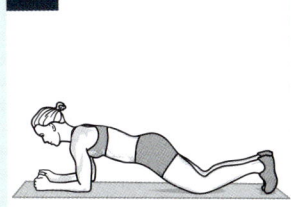

Woche 2

Die erste Woche ist geschafft! Auch in der zweiten Woche führst du wieder drei Übungen aus, jedoch mit einer kleinen Steigerung: Du wirst die schwierige Variante einer Kniebeuge absolvieren, und zwar die gesprungene Kniebeuge (Seite 122). Solltest du von der gesprungenen Kniebeuge nur sehr wenige Wiederholungen in 30 Sekunden schaffen, das heißt weniger als fünf, dann kehre für die restlichen 30 Sekunden zur einfachen Grundübung zurück. Steigere dich auch hier von Tag zu Tag!

Tag 7
1 Runde

1. Seilspringen
2. Gesprungene Kniebeuge
3. Unterarmstütz

Tag 8 und 9
2 Runden

1. Seilspringen
2. Gesprungene Kniebeuge
3. Unterarmstütz

Tag 10 und 11
3 Runden

1. Seilspringen
2. Gesprungene Kniebeuge
3. Unterarmstütz

Tag 12
4 Runden

1. Seilspringen
2. Gesprungene Kniebeuge
3. Unterarmstütz

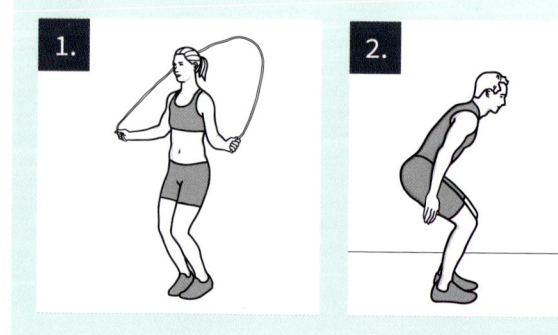

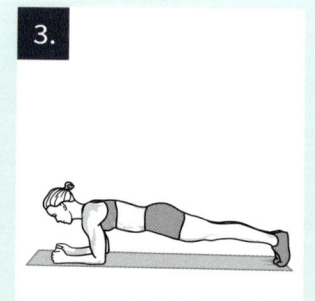

Woche 3

Wenn du nicht geschummelt hast, solltest du bereits Trainingsfortschritte feststellen. Deshalb gibt's wieder eine Steigerung. In dieser Woche führst du zum ersten Mal den Liegestütz aus. Wenn du noch nicht trainiert bist, kannst du mit abgelegten Knien (Seite 125) starten. Sollte diese Variante immer noch zu schwer sein, das heißt, du schaffst nur zwei oder drei Wiederholungen oder brauchst direkt eine Pause, kehr zur Basisübung Unterarmstütz mit abgelegten Knien zurück. Möglich wäre auch, dass du dich ab jetzt von Runde zu Runde steigerst und dich von der einfachen zur schwierigen Variante des Liegestützes hocharbeitest.

Tag 13 und 14	Tag 15 und 16	Tag 17 und 18
2 Runden	**3 Runden**	**4 Runden**
1. Seilspringen	1. Seilspringen	1. Seilspringen
2. Kniebeuge	2. Kniebeuge	2. Kniebeuge
3. Liegestütz (mit abgelegten Knien)	3. Liegestütz (mit abgelegten Knien)	3. Liegestütz (mit abgelegten Knien)

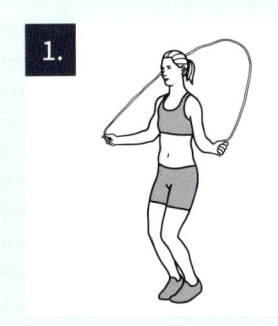
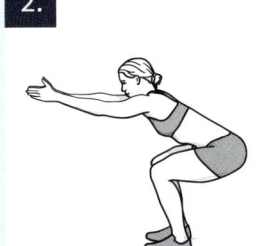
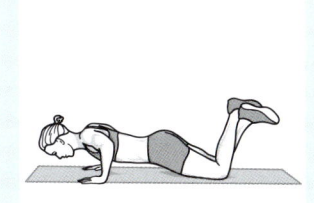

Woche 4

Es wird knackiger! In dieser Woche führst du zwar wieder die klassische Kniebeuge aus, dafür steigerst du dich aber beim Liegestütz. Vom klassischen Liegestütz mit gestreckten Beinen solltest du in dieser Woche bereits mehr Wiederholungen und Runden schaffen als noch in Woche 3. Wähl in dieser Woche als Steigerung eine der Varianten mit mittlerem Schwierigkeitsgrad: den halben Liegestütz (Seite 125) oder den Liegestütz mit Stopp (Seite 126).

Tag 19
2 Runden

1. Seilspringen
2. Kniebeuge
3. Halber Liegestütz

Tag 20 und 21
3 Runden

1. Seilspringen
2. Kniebeuge
3. Halber Liegestütz

Tag 22 und 23
4 Runden

1. Seilspringen
2. Kniebeuge
3. Halber Liegestütz

Tag 24
5 Runden

1. Seilspringen
2. Kniebeuge
3. Halber Liegestütz

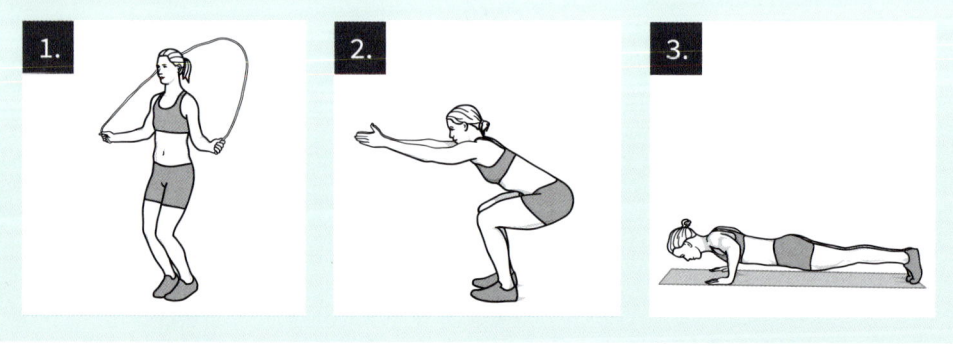

Woche 5

Gib in dieser letzten Woche so richtig Gas! Beiß die Zähne zusammen und denk an dein Ziel! Du trainierst in den nächsten Tagen mit zwei komplett neuen Übungen: dem Hockstrecksprung und dem Seitstütz. Der Hockstrecksprung ist eine Kombination aus Liegestützposition und gesprungener Kniebeuge. Er ist zwar ziemlich anspruchsvoll, aber wahnsinnig effektiv. Neben der Kraftkomponente forderst du auch dein Herz-Kreislauf-System enorm, da du ständig in Bewegung bist. Wenn du fit bist, sollten in einer Minute etwa acht komplette Hockstrecksprünge möglich sein. Wenn es deutlich weniger sind und du merkst, dass nichts mehr geht, kehr zur gesprungenen Kniebeuge zurück. Beim Seitstütz besteht eine Besonderheit: Du trainierst zwei Seiten innerhalb der Trainingsminute. Das heißt, du hältst den Seitstütz pro Seite für jeweils 30 Sekunden.

Tag 25 und 26
2 Runden

1. Seilspringen
2. Hockstrecksprung
3. Seitstütz

Tag 27 und 28
3 Runden

1. Seilspringen
2. Hockstrecksprung
3. Seitstütz

Tag 29 und 30
4 Runden

1. Seilspringen
2. Hockstrecksprung
3. Seitstütz

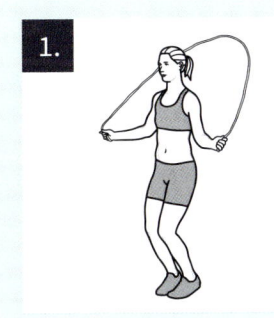
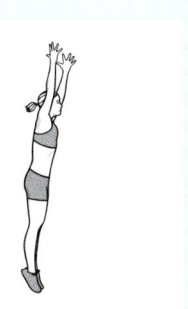
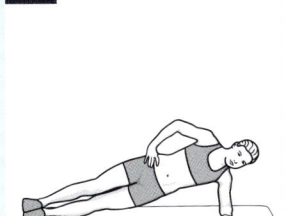

Nach dem Spiel ist vor dem Spiel

Unsere Lebenszeit entspricht keiner normalen Uhr. Das ist jedem klar. Allerdings haben nur wenige Menschen wirklich eine Vorstellung davon, wie unsere Lebensuhr aussieht und wie sie tatsächlich funktioniert. Unsere Lebensuhr ist nicht mit der am Bahnhof oder an deinem Handgelenk zu vergleichen. Bei diesen Uhren kehrt der Zeitpunkt 18 Uhr an jedem Tag zuverlässig auf die Sekunde zurück. Wenn du es heute nicht geschafft hast, um 18 Uhr zu trainieren, hast du ja morgen um 18 Uhr noch einmal die Chance. Das runde Ziffernblatt suggeriert uns somit, dass die Zeit immer wiederkommt. In Wirklichkeit kannst du dir aber keine Sekunde zurückholen, die du verpasst hast.

Ich möchte dir meine Uhr vorstellen. Mein Bild einer Lebensuhr sieht so aus: Es ist eine Sanduhr. Eine besondere Sanduhr, denn bei unserer Lebensuhr wissen wir nie, wie viel Sand noch oben drin ist. Deshalb ist es wichtig, dass du immer 100 Prozent bei dem gibst, was du tust. Nimm diese Challenge dieses Mal richtig ernst und fahr deine Lorbeeren ein.

Du bist es allein, der das Drehbuch für deinen Lebensfilm schreibt. Wenn du dies bis heute nicht getan hast, fang jetzt damit an. Mach einen kleinen Schritt nach dem anderen und entdecke, wie schön es ist, Autor seines eigenen Lebens zu sein. Und bedenke dabei: Irgendwann kommt sonst die Lebensuhr an einen Punkt, an dem es fast unmöglich ist umzukehren und an dem das Leben nur noch wenig lebenswert ist. Herzlich willkommen in deinem neuen Leben!

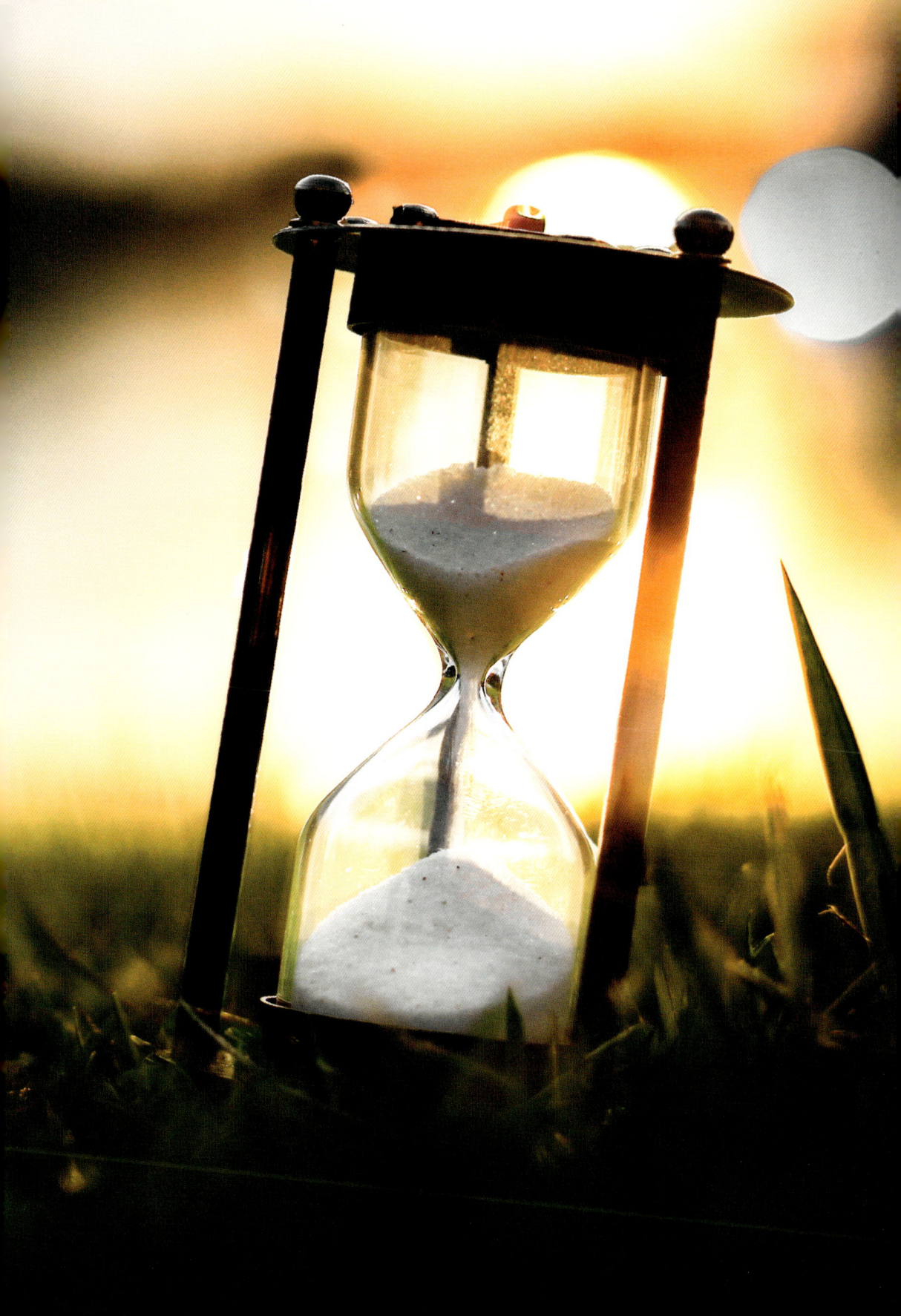

Dank

Wenn ich ehrlich bin, dann hätte ich nie gedacht, dass ich tatsächlich mal ein Buch schreiben und veröffentlichen werde, denn das Schreiben ist definitiv nicht meine größte Stärke. Viel zu gern rede ich geradeheraus, wie mir der Schnabel gewachsen ist. Aus allem, was da so rauskommt, dann ein wunderbares und nützliches Buch zu machen, war eine große Herausforderung. Deswegen möchte ich mich bei allen Menschen bedanken, die ihre persönlichen Stärken gebündelt und bei der Entstehung dieses Buches mitgewirkt haben.

Ich danke den zahlreichen Teilnehmern, die gemeinsam mit mir in die erste Low-Carb-Challenge gestartet sind, für das tolle Feedback, das ich fast täglich erhalte. Ich freue mich nicht in erster Linie darüber, dass die Teilnehmer 5, 10, 20 oder noch mehr Kilos abgenommen haben. Es macht mich stolz zu wissen, dass jeder von ihnen einen neuen Weg gefunden hat, sein Spiel des Lebens zu spielen.

Aus tiefstem Herzen danken möchte ich Sarah, der Frau und Löwin an meiner Seite. Sie hat mir nicht nur unsere zwei wundervollen Kinder Nala und Emil geschenkt, sondern mich bei jedem Schritt meines Lebens unterstützt und mich zu dem Vater gemacht, der ich heute bin. Danke, mein Engel!

Ebenfalls danken möchte ich meinem Bruder David und meiner Mutter Krystyna für den Rückhalt und den Glauben an meine Stärken.

Über den Autor

Paul Kliks ist einer der bekanntesten Low-Carb-Coaches Deutschlands, Blogger und Podcaster. Der ehemalige Leistungssportler ist Fitnesstrainer, Ernährungsberater und zweifacher Vater. Bereits während seines Ernährungsstudiums trainierte er erfolgreich Erwachsene mit Gewichtsproblemen und gab Ernährungsschulungen in Kinder-gärten. Mit seinem Ernährungsblog und dem Fitness-Podcast »Nackt.Gut.Ausse-hen« – einem der bekanntesten deutschen Fitness-Podcasts – unterstützt er seit Jahren Tausende von Menschen auf dem Weg, nackt wieder besser auszusehen und sich in ihrer Haut wohlzufühlen.

Weitere Informationen

Zu diesem Buch ist eine großartige App entstanden, mit der du deine 30-Tage-Low-Carb-Challenge starten kannst. In der App erhältst du für jeden Tag:

- ein Audio-MP3 für deine mentale Fitness,
- tägliche Ernährungstipps,
- für jeden Tag ein Video mit einer vollständigen Trainingseinheit,
- eine Journalfunktion (Tagebuch),
- detaillierte Videos zu jeder Übung, die auch Varianten enthalten,
- einen Start- und einen Endtest, in dem dein Challenge-Erfolg visuell dargestellt wird,
- die übersichtliche Darstellung deiner Fortschritte als Chart.

Alle Audios sind persönlich von Paul Kliks eingesprochen. In den Videos trainiert Paul gleichzeitig mit dir zusammen. Lade dir am besten noch heute die App herunter. Du findest sie im Google Play Store oder im Apple App Store unter dem Suchbegriff »Nackt gut aussehen«. Zusätzlich begleitet dich der Autor Paul Kliks durch deine 30-Tage-Challenge mithilfe seiner Facebook-Gruppe: www.facebook.com/groups/lowcarbchallenge.de.

Mehr Informationen von und über Paul Kliks sowie zum Buch und zur NGA-App: www.paulkliks.com

Werde Teil der größten deutschen Low-Carb-Challenge: www.LowCarbChallenge.de

Rezeptregister

Übungsregister

Bildnachweis

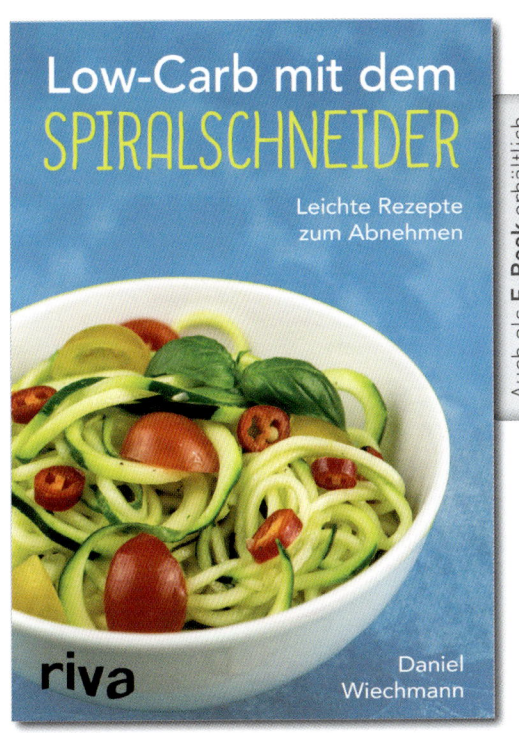

Low-Carb mit dem
SPIRALSCHNEIDER

Leichte Rezepte
zum Abnehmen

Auch als **E-Book** erhältlich

riva

Daniel
Wiechmann

64 Seiten
7,99 € (D) | 8,30 € (A)
ISBN 978-3-86883-968-5

Daniel Wiechmann

Low-Carb mit dem Spiralschneider

Leichte Rezepte
zum Abnehmen

Beliebte Gerichte wie Spaghetti bolognese kohlenhydratreduziert zubereiten, das ist mit dem Spiralschneider kein Problem – indem statt Nudeln zum Beispiel spiralisierte Zucchini verwendet werden. Im Handumdrehen lassen sich mit dem beliebten Küchenhelfer raffinierte Beilagen, kalorienarme Snacks oder leckere Suppeneinlagen und Salate zaubern. Sogar beim Backen hat der Spiralschneider seinen großen Auftritt – wie die vielseitigen Rezepte in diesem Buch eindrucksvoll beweisen.

Das Buch zeigt Ihnen, wie der Spiralschneider in der Küche am besten eingesetzt wird. Es behandelt die Vor- und Nachteile der verschiedenen Produkte am Markt, stellt die Schnitttechniken vor und zeigt sämtliche Anwendungsmöglichkeiten auf.

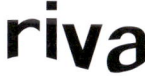

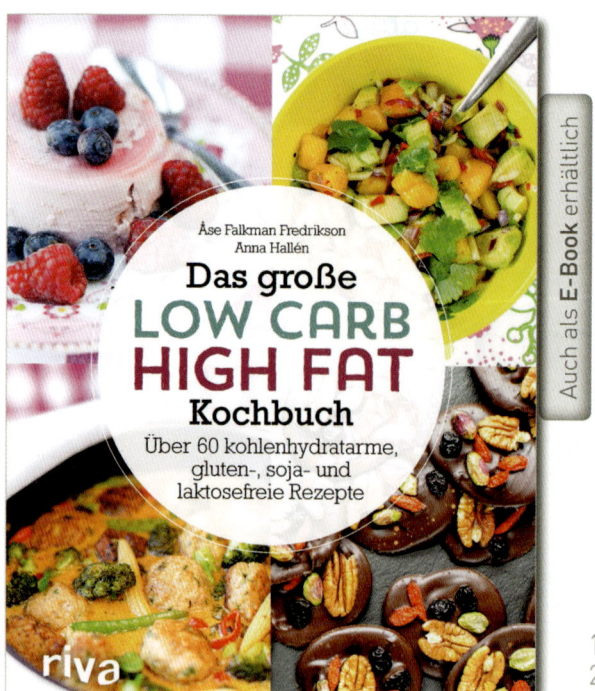

Åse Falkman Fredrikson
Anna Hallén

Das große LOW CARB HIGH FAT Kochbuch

Über 60 kohlenhydratarme, gluten-, soja- und laktosefreie Rezepte

riva

x

y

176 Seiten
22,00 € (D) | 22,70 € (A)
ISBN 978-3-7423-0066-9

Auch als **E-Book** erhältlich

Åse Falkman Fredrikson,
Anna Hallén

Das große Low Carb High Fat Kochbuch

Über 60 kohlenhydratarme, gluten-, soja-, und laktosefreie Rezepte

Low Carb High Fat (LCHF) bedeutet, in der Ernährung Kohlenhydrate zu reduzieren und stattdessen auf gesunde Fette zu setzen. Nicht die lebensnotwendigen Fettsäuren machen uns dick und krank, sondern die vielen Kohlenhydrate, die in Nudeln, Brot, Kartoffeln und zuckerhaltigen Lebensmitteln stecken. Mit LCHF lässt sich der Stoffwechsel umprogrammieren und Gewicht verlieren – man wird dabei trotzdem satt und darf geschmackvolles Essen genießen. Die beiden Ernährungsexpertinnen Åse Falkman Fredrikson und Anna Hallén haben das LCHF-Konzept modernisiert und verzichten auf Milchprodukte, Gluten und Soja. Damit sind ihre Gerichte noch verträglicher und enthalten alle Nährstoffe, Vitamine, Mineralien und Antioxidantien, die der Körper braucht.

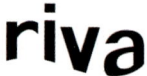

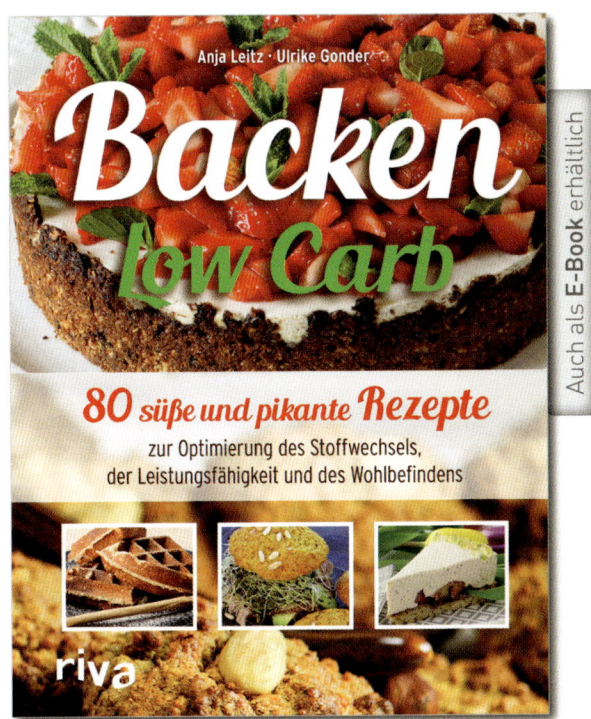

Auch als E-Book erhältlich

224 Seiten
19,99 € (D) | 20,60 € (A)
ISBN 978-3-86883-703-2

Anja Leitz,
Ulrike Gonder
Backen Low Carb
80 süße und
pikante Rezepte zur
Optimierung des
Stoffwechsels, der
Leistungsfähigkeit und
des Wohlbefindens

Kuchen, Kekse, Torten und Cracker haben in einer gesunden Ernährung nichts verloren – das glauben viele ernährungsbewusste Menschen. Doch Anja Leitz und Ulrike Gonder beweisen mit diesem Buch das Gegenteil. Wenn man Zucker, Mehl und andere industriell verarbeitete Billigzutaten weglässt und nur hochwertige Rohstoffe wie Kokosfett, Eier, Milch und Butter von Weidetieren, Nüsse und Nussmehle, Kakao, Honig, aber auch Gelatine bester Qualität verwendet, lassen sich leckere Kuchen, nahrhafte Brote und effektive Power-Riegel herstellen, die Körper und Geist optimal mit Nähr- und Wirkstoffen versorgen.

Die Autorinnen verraten, warum sich welche Zutaten für das stoffwechseloptimierende Low-Carb-Backen eignen und zu welcher Tages- und Jahreszeit die verschiedenen Backwaren vom Körper am besten verwertet werden.

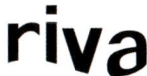

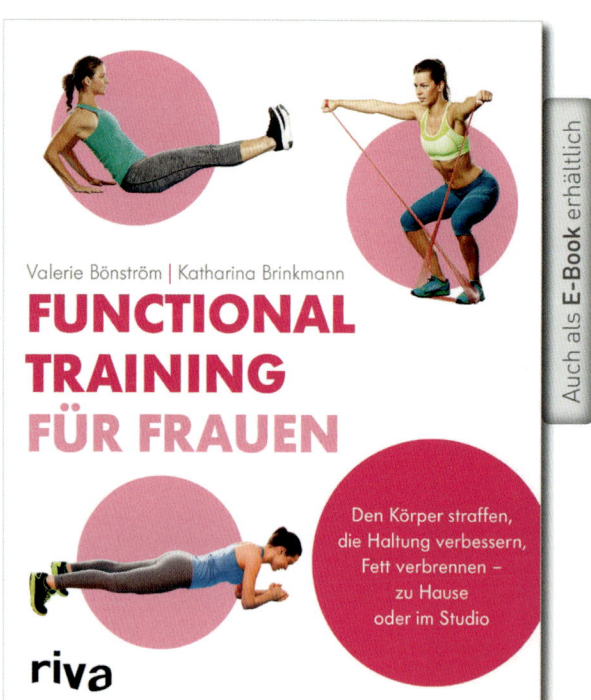

Valerie Bönström | Katharina Brinkmann

FUNCTIONAL TRAINING FÜR FRAUEN

Den Körper straffen, die Haltung verbessern, Fett verbrennen – zu Hause oder im Studio

Auch als **E-Book** erhältlich

riva

160 Seiten
19,99 € (D) | 20,60 € (A)
ISBN 978-3-7423-0019-5

Valerie Bönström,
Katharina Brinkmann
Functional Training für Frauen
Den Körper straffen, die Haltung verbessern, Fett verbrennen – zu Hause oder im Studio

Um schlank, fit und zufrieden mit dem eigenen Körper zu sein, braucht es kein zeitraubendes Training an klobigen Kraftmaschinen. Mrs-Sporty-Frauensportclub-Gründerin Valerie Bönström und Katharina Brinkmann, Autorin von *Yoga-Faszientraining* (riva 2016), Personal Trainerin und Yogalehrerin, zeigen, dass es auch anders geht: mit funktionellem Training. Das lässt sich überall praktizieren und ist ideal im Hinblick auf den weiblichen Körper und dessen Bedürfnisse. Funktionelles Training mobilisiert, stabilisiert und kräftigt. Mit minimalem Zeitaufwand verschwinden überflüssige Pfunde, Rückenschmerzen, Verspannungen sowie Gelenkbeschwerden. Einzelne Muskelgruppen werden in ihrem Bewegungszusammenhang trainiert – und das, wann immer sich zwischen Familie, Beruf und anderen Verpflichtungen ein paar Minuten Zeit finden. Dieses Buch zeigt, wie viel beschäftigte Frauen ein solches Training alltagstauglich und praxisnah in ihr Leben integrieren können.

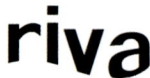